AF317504

DES CONDITIONS PATHOGÉNIQUES

DE

L'ALBUMINURIE,

PAR

SIGISMOND JACCOUD,

Docteur en Médecine de la Faculté de Paris,
Interne Lauréat des Hôpitaux et Hospices civils de Paris,
Médaille de Bronze,
2e Mention (Concours de 1857), 1re Mention (Concours de 1858),
Médaille d'Or (Concours de 1859),
Membre de la Société Botanique de France.

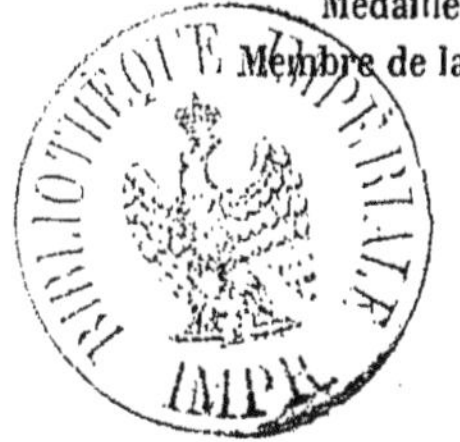

PARIS.

ADRIEN DELAHAYE, LIBRAIRE,

place de l'École-de-Médecine, 23.

—

1860

Paris. — RIGNOUX, Imprimeur de la Faculté de Médecine,
rue Monsieur-le-Prince, 31.

DES CONDITIONS PATHOGÉNIQUES

DE

L'ALBUMINURIE.

> Die Nieren nur das Receptaculum des abnormen Harnes sind, und nur hierdurch dem freien Auge als besonders Krankhaft erscheinen, dass dagegen der kranke Secretionsprozess selbst ferner und wohl zunächst im Blute gesucht werden muss (1).
>
> (VALENTIN, 1837.)
>
> To me it appears that the albuminous state of the urine is the cause of Bright's disease and not the consequence (2).
>
> (GRAVES, 1838.)

CONSIDÉRATIONS HISTORIQUES.

Trente-trois ans à peine nous séparent aujourd'hui de l'époque où Bright publia son premier mémoire, et déjà l'on pourrait à bon droit s'étonner du nombre considérable de travaux qu'à produits, pendant cette courte période, le sujet mis en lumière par le mé-

---

(1) Les reins sont simplement le réceptacle de l'urine anormale ; c'est là ce qui les fait paraître à l'œil nu comme étant principalement malades, tandis qu'au contraire la cause de la sécrétion pervertie doit être cherchée désormais dans le sang.

(2) Il est évident pour moi que l'état albumineux de l'urine est la cause de la ésion de Bright, et non point son effet.

decin anglais. C'est qu'aucune question, il faut en convenir, n'est plus propre à exciter l'intérêt, à quelque point de vue d'ailleurs qu'on l'envisage : ignorée jusqu'à l'époque actuelle, obscure dans son origine, peu connue dans ses conditions pathogéniques, multiple dans ses formes, insidieuse dans sa marche, souvent fatale dans ses résultats, l'albuminurie devint bientôt, pour tous les médecins contemporains, une source féconde et non encore épuisée de recherches et d'investigations utiles ; c'était, en quelque sorte, un terrain encore inculte à défricher, c'était une portion nouvelle du domaine de la science à explorer, chacun se mit au travail avec ardeur, espérant que les résultats seraient d'autant plus importants, d'autant plus faciles peut-être, que la voie avait été moins parcourue. Au surplus, cette attente fut réalisée, les résultats précieux ne firent point défaut. Ces études, pour lesquelles la physiologie, la physique et la chimie animales, ont été tour à tour mises à contribution, ont porté la lumière sur bien des points obscurs : par elles, plusieurs questions ont déjà été résolues, d'autres ont du moins été soulevées ; par elles, les lésions rénales, dont Bright n'avait aperçu d'abord que la dernière période, ont été suivies, à partir de leur début, dans toutes leurs transformations successives ; par elles, ces lésions, malgré la diversité d'aspects qu'elles présentent à leurs différents âges, ont pu être groupées en un certain nombre d'époques distinctes, ont pu être ramenées à quelques formes déterminées, soumises, comme toutes les autres altérations anatomiques, aux lois d'une évolution régulière et constante ; par elles enfin, l'histoire de l'albuminurie, envisagée sous beaucoup de rapports divers et quelquefois opposés, a pris des développements inattendus, et a conquis dans la pathologie médicale un rang que l'importance du sujet légitime chaque jour davantage.

Mais après avoir signalé les progrès incontestables qu'ont réalisés les travaux dont nous parlons, nous sommes forcé d'ajouter qu'ils eussent été, selon nous, plus fructueux encore si leurs auteurs avaient toujours scrupuleusement suivi la voie qui leur avait été ouverte par

Bright lui-même. C'est en marchant sur ses traces, en s'inspirant de ses propres idées, qu'ils eussent dû tenter de pénétrer plus avant dans la question, s'efforcer d'en résoudre peu à peu toutes les difficultés. Il en fut tout autrement.

Parmi les auteurs qui étudièrent successivement la nouvelle espèce d'hydropisie signalée par Bright, ceux qui vinrent immédiatement après lui s'attachèrent seuls à suivre ses errements et à conserver à leurs travaux la même direction ; les autres ne tardèrent pas à s'en écarter peu à peu ; d'année en année la déviation fut plus marquée, et cependant ce fut en s'appuyant sur les écrits de Bright lui-même, ce fut en prenant, en apparence du moins, ses propres idées pour point de départ, qu'on arriva à formuler des conclusions complétement différentes des siennes, et qu'on en vint même à lui attribuer des opinions qu'il n'avait jamais eu la pensée de professer ou de défendre. Les choses en arrivèrent bientôt à ce point que Bright, chose remarquable, se vit obligé de protester hautement contre les faux jugements qu'une interprétation erronée de ses œuvres inspirait à ses compatriotes. Nous aurons occasion de revenir sur le mémoire qui renferme cette protestation trop peu connue ; nous nous bornons, pour le moment, à constater qu'elle arrivait déjà trop tard, et qu'elle ne put écarter ni les médecins anglais, ni ceux des autres pays, de la route dans laquelle ils s'étaient engagés ; loin de là, la confusion s'accrut encore, et lorsque par une terminologie justement regrettable, qui n'avait été d'abord employée que pour la commodité et la rapidité du langage, on eut donné le nom de *maladie de Bright* non point à l'ensemble pathologique que le médecin de Guy's hospital avait fait connaître, mais seulement à l'un des phénomènes qui constituent cet ensemble, l'erreur qu'il avait lui-même signalée fut définitivement consacrée, elle prit, en quelque sorte, droit de domicile dans la science, et la question de l'albuminurie reçut, momentanément du moins, une solution bien différente de celle que les premiers travaux avaient fait pressentir comme une conséquence toute naturelle.

Mais, pour avoir une juste idée de ces transformations successives, nous devons, sans prétendre à un historique complet qui ne nous est point nécessaire, retracer à grands traits les phases principales par lesquelles a passé notre sujet. Cette revue rapide nous permettra de mesurer plus exactement la distance qui nous sépare de Bright, et d'exposer avec plus de clarté l'état actuel de la science.

Or, quoique cette question soit de date toute moderne, il y a déjà lieu, ce nous semble, de reconnaître dans son histoire deux périodes très-distinctes. L'une, que l'on pourrait à juste titre désigner sous le nom de *période anglaise*, comprend tous les travaux antérieurs à 1840, c'est-à-dire à l'époque où l'on appliqua le microscope à l'étude des lésions rénales et des matériaux anormaux contenus dans l'urine; l'autre, qui mérite à tous égards le nom de *période allemande* (1), s'étend de 1840 jusqu'au moment actuel. Il nous sera facile de montrer que ce n'est pas seulement par des études anatomo-pathologiques plus exactes, ou par des connaissances plus étendues sur les altérations organiques du rein, aux différents degrés de leur évolution, que ces deux époques diffèrent l'une de l'autre, mais que les notions dues aux recherches microscopiques ont exercé une influence incontestable sur le fond même de la question, qui est véritablement entrée alors dans une ère nouvelle.

En 1827, dans son premier mémoire (2), Bright faisait connaître 23 observations (17 avec autopsie) relatives à des malades qui avaient présenté pendant leur vie des urines albumineuses avec une hydropisie plus ou moins étendue, et chez lesquels l'examen nécroscopique avait révélé des lésions rénales dont les caractères

---

(1) Loin de nous la pensée de méconnaître l'importance et la valeur des travaux français ; ces dénominations ont simplement pour but de rappeler à la fois le point de départ et la direction nouvelle des études.

(2) *Reports of medical cases selected with a view of illustrating the symptoms and cure of diseases by a reference to morbid anatomy,* by Richard Bright. In-4° ; London, 1827.

n'étaient point identiques, et qui pouvaient se rapporter à trois formes distinctes. L'auteur faisait ses réserves pour deux autres formes qui ne lui paraissaient pas aussi bien établies, et qui ne s'accompagnaient que momentanément d'albuminurie, quoiqu'on trouvât après la mort une lésion évidente. Cette lésion consistait dans un ramollissement anormal de l'organe ou bien dans l'oblitération de la substance tubuleuse par des particules d'un dépôt blanc présentant l'apparence de petites concrétions (1). Ce travail avait pour but, comme chacun peut s'en assurer, non point d'établir une entité morbide nouvelle, ou de rapporter à une lésion organique du rein la principale part d'action dans la production des phénomènes, mais simplement d'appeler l'attention sur une hydropisie indépendante de toute lésion hépatique ou vasculaire, s'accompagnant d'urines coagulables, et reconnaissant pour causes l'abus des alcooliques (2), le froid (3), ou un état cachectique (4).

Deux ans après, Robert Christison (5) publiait une série de cas dans lesquels les mêmes phénomènes s'étaient présentés à son observation ; mais déjà il s'éloignait de son prédécesseur quant à l'interprétation des faits : il montrait, par le titre seul de son mémoire, qu'il jugeait définitivement résolue la question que Bright avait laissée pendante, et qu'il n'hésitait pas à attribuer au rein plus ou moins altéré et l'hydropisie et les suites qu'elle entraîne. D'un autre côté, comme il rapportait plusieurs cas de guérison, il était obligé, dans le cours même de son travail, de donner un peu moins d'importance à la lésion organique, et d'en accorder davantage au

---

(1) *Loc. cit.,* p. 69.

(2) Obs. 1, 3, 8, 9, 11, 12, 15, 23.

(3) Obs. 4, 5, 7, 14, 17.

(4) Obs. 2, 3, 10, 16, 22.

(5) *Observations on the variety of dropsy which depends on diseased kidney,* by Robert Christison (Edinburgh med. and surg. journal, t. XXXII ; 1829).

trouble fonctionnel. Voici, en effet comment il s'exprime à cet égard :
« Plusieurs de ces observations sont importantes à un point de vue
exclusivement pratique; car elles montrent, avec une grande somme
de probabilités, que le signe pathognomonique indiqué par le
Dr Bright peut se présenter à la recherche attentive du médecin,
à une époque où l'altération organique des reins peut être sinon
guérie, au moins compatible avec l'exercice régulier de leur fonction. » L'auteur signale en outre la présence de l'urée dans le sang
des malades.

L'année 1831 vit paraître un mémoire intéressant de Craufurd
Gregory (1), médecin de l'infirmerie royale d'Édimbourg. Ce travail
renferme 80 observations distribuées en quatre classes : les trois
première ssont instituées d'après les caractères anatomiques qu'ont
présentés les reins; la quatrième comprend les cas dans lesquels « les
malades étaient ou guéris ou ramenés à une santé apparente à l'époque de leur sortie de l'hôpital. » Ces cas sont au nombre de 34. Ce
sont eux précisément qui donnent au travail de Gregory toute son importance. Christison avait bien signalé quelques cas de guérison ;
Bright lui-même, nous l'avons vu, en avait publié 6, et dans le second volume de ses *Reports of medical cases*, qui venait de paraître
cette année même (1831), il en faisait connaître quelques autres ;
mais on n'en avait pas encore réuni un aussi grand nombre. Malgré
cela, le médecin d'Édimbourg ne songea point, quoi qu'on en ait dit,
à séparer ces cas de guérison de ceux dont l'issue fatale avait permis de constater les lésions rénales de Bright; tout au contraire, il
tira de ces faits la même conclusion que Christison, et la formula
d'une manière plus explicite encore : « Il est impossible, dit-il, de
conserver aucun doute raisonnable sur ce fait, savoir : que l'urine

---

(1) *On diseased states of the kidney connected during life with albuminous urine,*
illustrated by cases; by James Craufurd-Gregory, **M. D., F. R. S. E.** (Edinburgh
med. and surg. journal, t. **XXXVI** et **XXXVII**; 1831, 1832).

peut devenir momentanément albumineuse dans certains états particuliers de l'économie ou des reins eux-mêmes, états qui sont indépendants de toute altération de structure. Ce fait ressortira d'ailleurs de la suite de ce mémoire. Mais *lorsque* l'urine est coagulable, et que sa densité est en même temps décidément moindre, tandis que sa quantité reste au-dessous de la limite normale, *lorsque* cet état de l'urine a existé pendant quelque temps à un degré plus ou moins marqué, *alors le changement de structure se produit*»(1).

Il n'y a rien là, ce nous semble, qui indique une tendance quelconque à la séparation des deux ordres de cas, nous voulons dire ceux qui ont été mortels et ceux qui ont été suivis de guérison. Nous insistons sur ce point, parce que c'est en s'appuyant uniquement sur l'apparition temporaire des phénomènes morbides, et la terminaison favorable dans un grand nombre de cas, qu'on devait, un peu plus tard, envisager, comme deux choses complétement distinctes à tous les points de vue, l'albuminurie et l'état complexe décrit par Bright.

L'idée première de cette séparation commença à se manifester l'année suivante. Le Dr Spittal (2), ayant rapporté dans sa thèse des observations de malades guéris après avoir présenté des urines albumineuses, conclut que ces faits ne pouvaient être rangés dans la même classe que ceux de Bright. Barlow, de Bath (3), tout en reconnaissant combien est juste la relation entre l'urine coagulable et l'altération organique des reins, déclare qu'il ne peut regarder comme atteint de la *maladie organique des reins* décrite par Bright un laboureur qu'il a observé à l'hôpital de Bath en mai 1830, et qui pré-

---

(1) *Loc. cit.,* t. XXXVI.

(2) *Dissertatio de quodam vitio, quod urinæ mutatio particularis comitatur;* Edinb., 1832.

(3) *The Midland medical and surgical reporter,* may 1832 (citation empruntée à M. Rayer).

sentait, avec une urine fortement albumineuse, une hydropisie in
flammatoire ; et la raison de cette déclaration, c'est que le malad
fut guéri en juillet. Remarquons ici la première apparition de cett
opinion erronée, qui ne tarda pas à se généraliser, et qui attribu
à Bright la description d'une *maladie organique des reins.* — Dar
wall (1) n'attribue la coagulabilité de l'urine à une maladie des rein
que dans quelques cas particuliers qu'il distingue soigneusement d
ceux où l'urine est albumineuse sans altération rénale. — Du reste
on était si peu porté à faire de ces divers états morbides une étud
d'ensemble, à les rapprocher, s'il y avait lieu, par leurs caractère
communs, qu'on se refusait à réunir aux observations de Brigh
celles où l'on avait constaté des lésions rénales quelque peu diffé
rentes. C'est ainsi que Craigie (2) crut devoir mettre à part deux ca
dans lesquels les reins ne présentaient pas, selon lui, des lésion
identiques à celles qu'avait décrites son collègue de Londres, et
voir une inflammation chronique de la substance glanduleuse ou gra
nuleuse (*glandular or granular*) des reins.

Il est vrai qu'à côté de ces tentatives au moins prématurées d
démembrement, nous trouvons d'autres travaux dont le but est pré
cisément opposé : Hamilton (3) s'élève contre l'opinion qui regard
l'affection de Bright comme propre aux adultes, déclare qu'elle s
rencontre fréquemment chez des enfants, et qu'on doit regarde
comme telle l'albuminurie et l'hydropisie qui suivent la scarlatine. I

---

(1) *The Cyclopædia of practical medicine,* edited by John Forbes, Alexande
Tweedie, and John Conolly. Royal in-8°; London, 1832. Art. *Dropsy,* b
Darwall.

(2) *Report on the cases treated during the course of clinical lectures, delivered a
the Royal infirmary, in the session* 1832-1833, by David Craigie, M. D., F. R. S. E
(Edinburgh med. and surg. journal, t. XLI, p. 69; 1834).

(3) *On the epidemic scarlatina and dropsical affection which prevailed in Edin
burgh during the autumn of* 1832, by G. Hamilton (Edinburgh med. and surg
journal, t. XXXIX, p. 140; 1833).

appuyait ses assertions sur un certain nombre d'autopsies. Ce n'est pas tout : la même année, Bright lui-même proteste contre la séparation dont nous venons de montrer l'origine, et nous devons le citer ici (1) : « On nous dit que beaucoup de circonstances agissant sur la constitution, et même de légers écarts de régime, suffisent souvent pour produire l'état albumineux de l'urine, et cela peut bien être.... ; mais lorsqu'il est prouvé que l'albuminurie existe, quelque petite que puisse être la tendance à cette condition, je l'envisage toujours avec anxiété, et j'attends toujours avec crainte l'affection confirmée. » Là se trouvaient indiqués et le danger et la persistance possibles de l'albuminurie, quelle qu'en soit d'abord la cause ; là étaient signalées en peu de mots l'importance du trouble purement fonctionnel et son influence sur la production d'un état plus grave; ces paroles eussent dû prévenir toute division dans la question, puisque Bright, avec un rare bonheur, en avait tout d'abord envisagé l'ensemble; mais elles ne furent point entendues, et les premiers travaux français eurent pour résultat la scission du sujet.

C'est, comme on le sait, de l'école de M. Rayer que sont sortis ces travaux. Dès que les mémoires de Bright furent parvenus à sa connaissance, l'illustre médecin de la Charité entreprit d'en contrôler, d'en compléter les conclusions, et plusieurs de ses élèves firent successivement connaître les résultats obtenus dans leurs dissertations inaugurales, qui servirent d'introduction pour ainsi dire au grand ouvrage que le maître devait publier plus tard. Le Dʳ Tissot (1) présenta dans sa thèse 17 observations particulières, parmi lesquelles plusieurs faisaient connaître certaines complications de l'affection rénale, ou, pour parler plus exactement, certaines maladies avec lesquelles l'altération des reins coïncide fréquemment :

---

(1) *On the functions of the abdomen and some of the diagnostic marks of its disease,* by Richard Bright (Gulstonian lectures; London med. gaz., 1833).

(2) *De l'Hydropisie causée par l'affection granuleuse des reins,* par E. Tissot. In-4°; Paris, 1833.

c'étaient la pneumonie (1), la péritonite (2), la phthisie pulmonaire (3), le catarrhe bronchique (4), et les scrofules. Il donnait ensuite deux cas de forme aiguë suivis de guérison (5), et décrivait,
dans sa 11ᵉ observation, l'état anatomique du rein avant la formation
des granulations.

En 1834, Sabatier (6) publiait plusieurs observations, et arrivait
à conclure que la présence de l'albumine dans l'urine et l'hydropisie
sont sous la dépendance immédiate de la lésion rénale. En même
temps, Baudelocque (7), Guersant (8), et Constant, étudiaient l'hydropisie avec urine coagulable chez les enfants.

L'année suivante, M. Monassot (9), ayant surtout en vue la forme
chronique de la maladie, en décrivait les caractères anatomiques
avec les détails les plus minutieux, et assignait pour cause à l'hydropisie la diminution de la sécrétion urinaire. Au même moment,
M. le Dʳ Désir (10), un autre élève de M. Rayer, exposait les divers
caractères des six *apparences principales* que peuvent présenter les
reins; mais ce que nous tenons à signaler ici, c'est l'interprétation

---

(1) Obs. 1.

(2) Obs. 2.

(3) Obs. 6, 9, 11, 13.

(4) Obs. 8.

(5) Obs. 5 et 12.

(6) *Considérations et observations sur l'hydropisie symptomatique d'une lésion spéciale des reins;* mémoire lu à l'Académie de Médecine, inséré dans les *Archives gén. de méd.*, p. 233; 1834.

(7) Baudelocque et Constant, *Clinique de l'hôpital des Enfants* (Gaz. méd. de Paris; 1834).

(8) Guersant et Constant, *Clinique de l'hôpital des Enfants* (Gaz. méd. de Paris, 1854).

(9) *Étude sur la granulation des reins,* par M. Monassot. Thèse in-4°; Paris. 1835.

(10) *De la Fréquence de l'albumine, considérée comme phénomène et comme signe dans les maladies,* par A. Désir. Thèse in-4°; Paris, 1835.

nouvelle que recevait, dans ce travail, le phénomène albuminurie, interprétation par laquelle il se séparait nettement de ses aînés; le titre seul de la thèse l'indique : l'albumine dans l'urine n'est plus le symptôme nécessaire et pathognomonique d'une lésion rénale plus ou moins avancée, c'est un phénomène commun à plusieurs maladies. L'auteur le signalait en effet dans une affection des valvules sigmoïdes, avec inflammation de l'origine de l'aorte, dans un cas d'endo-péricardite, dans une pleurésie survenue le dixième jour après l'accouchement, dans un cas de bronchite double (à la suite d'un avortement à six mois), dans une pneumonie du côté droit, dans une gastro-entérite avec ictère, enfin chez une personne affectée de malaise et de lassitude. Nous avons laissé de côté quelques autres cas dans lesquels la coagulabilité de l'urine reconnaissait pour cause soit la présence du sang, soit une cystite consécutive à la rétention du liquide urinaire. M. Désir avait sans doute rassemblé ces faits dans le but de répondre à certaines objections contradictoires qui avaient été soulevées, savoir : la présence de l'albumine dans l'urine de malades qui n'avaient pas présenté les lésions de Bright, ou qui n'avaient point été hydropiques. Peu après, M. Genest (1) revenait encore sur les résultats précédents pour les confirmer, et signalait les observations de M. Rayer sur la forme aiguë de la maladie, qui n'avait pas encore été étudiée d'une manière spéciale, en même temps que M. Bouillaud (2), imprimant à ses recherches une direction analogue à celle d'après laquelle avait été conçu le travail de M. Désir, appelait expressément l'attention sur la coagulabilité de l'urine dans plusieurs maladies aiguës, telles que

---

(1) *État actuel des connaissances sur la maladie des reins désignée sous les dénominations de maladie de Bright, affection granuleuse,* etc., par M. Genest (Gazette méd. de Paris, 1836, p. 449).

(2) *Clinique médicale de l'hôpital de la Charité,* t. II et III, *passim.* In-8°; Paris, 1837.

la pleurésie, la péricardite, la fièvre typhoïde, et dans certains ét
chroniques, tels que le diabète et les affections du cœur.

On arriva ainsi, par une gradation insensible dont on peut ais
ment retrouver les traces dans les travaux précédents, à diviser
deux classes bien distinctes tous les cas d'urines coagulables. L'u
comprenait ceux dans lesquels cet état anormal de l'urine n'ét
observé que momentanément, pendant un temps dont la durée n
tait pas fixée; mais les malades guérissaient, ou bien, s'ils succo
baient à une maladie antérieure ou intercurrente, on ne trouv
pas chez eux de lésions rénales, que l'hydropisie eût existé ou non (1
La seconde classe renfermait tous les cas dans lesquels l'urine av
été coagulable d'une façon permanente, cette condition du liqui
urinaire s'accompagnant le plus souvent d'une hydropisie plus
moins considérable; de plus, toutes les fois que le malade succo
bait (et c'était pour ainsi dire la règle), l'autopsie montrait dans
reins des lésions plus ou moins semblables à l'une des trois form
décrites par Bright. Si on se fût borné à admettre cette distincti
au point de vue du pronostic et de l'anatomie pathologique, ri
de mieux; elle eût été pleinement d'accord avec les faits; mais
alla plus loin. C'est une différence fondamentale, une différence
nature qu'on voulait établir : les faits du premier groupe fure
envisagés comme un symptôme se rencontrant plus ou moins fr
quemment dans un certain nombre de maladies; c'était un simp
phénomène morbide dont il fallait déterminer la valeur. Les fai
du second groupe furent regardés, au contraire, comme constitua
une *entité morbide*; de là le nom de maladie de Bright, qu'on le
donna dès 1834 (2), nom fâcheux à tous les points de vue; car,
même temps qu'il élevait, prématurément et sans raison suffisant

---

(1) Gregory, Darwall, Barlow, *loc. cit.*; et plus loin les travaux d'Elliotson,
Graves.

(2) Sabatier, *loc. cit.*

au rang de maladie l'ensemble de phénomènes décrits par le médecin anglais, il faisait de cette maladie *une lésion des reins.* Qu'on le remarque bien, ceci n'est point une hypothèse de notre part : c'est la conséquence légitime de cette division en deux classes que nous avons rappelée. Qu'est-ce qui sépare en effet la première de la seconde? Une gravité moindre et l'absence de lésions rénales ; or la sévérité plus ou moins grande du pronostic ne peut suffire, on en conviendra, pour différencier le symptôme de la maladie ; donc, les faits du second ordre n'ont pas d'autre caractéristique que la lésion rénale, et, si on leur donne le nom de maladie de Bright, la conclusion est forcée : maladie de Bright devient synonyme de lésion du rein. Ce n'est pas tout : non-seulement on détournait ainsi les mots de leur sens philosophique et traditionnel, non-seulement on séparait arbitrairement des faits qui sont unis par des rapports intimes, pour ne pas dire encore de causalité, mais, en voulant honorer le nom de Bright et l'associer à jamais à ses travaux, on allait directement contre sa pensée; on consacrait, par son nom, l'erreur qu'il avait déjà combattue, et contre laquelle il s'apprêtait à lutter encore.

C'est ici le lieu, ce nous semble, d'extraire des mémoires du médecin anglais et de faire connaître dans leur intégrité quelques passages qui, réunis à celui que nous avons déjà cité, nous permettront de donner une idée exacte et complète des relations qu'il admettait entre l'urine albumineuse et les modifications anatomiques du rein, en même temps qu'ils démontreront d'une façon péremptoire que Bright, bien que connaissant l'albuminurie indépendante de lésions rénales, ne l'a jamais regardée comme distincte de celle qui s'accompagne de changements organiques. Déjà nous avons avancé ce fait; si nous y insistons de nouveau, c'est qu'il nous paraît fondamental, et que nous croyons devoir le prouver autrement que par une simple assertion. Cette démonstration est d'ailleurs d'autant plus nécessaire qu'elle nous montrera l'auteur s'affermissant davantage dans son opinion, à mesure qu'il avance dans ses travaux, et

émettant enfin, sous forme de proposition absolue, une idée qu'
n'avait d'abord présentée qu'avec une certaine réserve. Ces moti
suffiront sans doute pour excuser la longueur de nos citations.

Dans son premier travail (1) Bright s'exprime ainsi : « La struc
ture anormale par laquelle mon attention a été dirigée pour l
première fois sur ce sujet doit-elle être considérée comme ayant pr
duit, au moment de son début, une altération du pouvoir sécréteu
ou la modification organique n'est-elle que la conséquence d'un
action morbide longtemps continuée? Voilà ce dont il est permis d
douter. La solution la plus probable paraît être celle-ci : l'actio
modifiée du rein est le résultat des causes variées qui l'influence
puissamment par l'intermédiaire de l'estomac et de la peau, soit e
troublant l'équilibre normal de la circulation , soit en produisa
un état directement inflammatoire de l'organe lui-même. Si cet
modification persiste longtemps, la structure du rein éprouve d
changements permanents : ces changements, qui sont en rappo
avec l'action morbide, en sont la conséquence, ou bien ils consiste
en un dépôt produit par cette action même; mais ce dépôt n'a a
cune part dans cette disposition des vaisseaux dont dépend le troub
morbide. »

Dans le second volume du même ouvrage (2), il écrivait : « D'apr
les observations de plusieurs de mes confrères, je dois suppos
qu'ils me considèrent comme enseignant que cet état de l'urine exis
seulement alors qu'une lésion organique s'est définitivement établ
dans le rein. Telle n'est pas cependant ma manière de voir à c
égard. Je pense qu'ici comme dans beaucoup d'autres cas le troub
fonctionnel précède le changement de structure. » Il rappelle alo
sa déclaration de 1827, et ajoute : « Ce passage explique claireme
mon opinion sur ce sujet, et je suis porté à croire que le dérang

---

(1) *Reports of medical cases,* etc., t. I, p. 3 ; London, 1827.

(2) *Reports of medical cases,* etc., t. II, *passim ;* London, 1831.

ment fonctionnel de l'organe peut précéder parfois les modifications de structure pendant une période de plusieurs semaines et de plusieurs mois. » Venant ensuite aux cas de guérisons cités par Christison (1), il disait : « Je ne doute nullement de ce qu'avance le Dr Christison, lorsqu'il dit avoir vu des cas, comme j'en ai du reste observé moi-même plusieurs, dans lesquels la guérison a été, selon toute apparence, parfaite ; quelques-uns même ont été relatés dans mon premier volume, quoique mon but principal fût alors de montrer par l'examen des cas mortels les traces laissées par la maladie dans l'organe auquel je l'ai rapportée : mais les *rechutes fréquentes* et l'inefficacité complète du traitement dans beaucoup de circonstances me forcent à considérer l'état albumineux de l'urine comme un signe défavorable, et qui doit, s'il persiste longtemps, *être suivi* d'une désorganisation du rein tellement sérieuse, qu'on ne peut plus se proposer autre chose qu'un traitement palliatif. »

Deux ans après, paraissait dans les *Gulstonian lectures* (2) le passage que nous avons rapporté plus haut, et un peu plus loin l'auteur y revenait encore en termes non moins formels (3) : « Ma conviction est complète au sujet de l'existence d'une relation certaine entre ces trois faits : l'anasarque, l'urine coagulable, et un trouble fonctionnel conduisant à une lésion de structure du rein (*diseased function going on to diseased structure of the kidney*). »

Trois ans plus tard (4), Bright publiait quelques observations nouvelles, et cherchait à établir la fréquence de l'affection qu'il avait décrite en s'appuyant sur ses propres relevés, sur ceux de Barlow et

---

(1) *Loc. cit.*

(2) *Loc. cit.,* p. 18.

(3) *Loc. cit.,* p. 20.

(4) *Cases and observations illustrative of renal disease accompanied with the secretion of albuminous urine,* by Dr Bright (Guy's hospital reports, t. I, n° 2 ; 1836).

de Tweedie (1832), de John Anderson et de Gorham (1835) ; eh bien
là encore on peut retrouver incidemment la même pensée : « L'importance et l'intérêt croissant de cette forme de maladie, qui, lors
qu'elle a duré pendant quelque temps (*after it has continued for som*
time), s'accompagne de changements particuliers dans la structur
du rein...., se gravent d'année en année plus profondément dan
mon esprit » (1).

« Toute déduction faite, il reste établi comme un fait incontestabl
que cette maladie, *dans ses différents degrés,* depuis le dérangemen
fonctionnel primitif jusqu'à la lésion organique confirmée (*from it
earliest functional derangement to the confirmed organic malady*)
est une des plus fréquentes » (2).

Que ressort-il de là, demanderons-nous maintenant? On ne sau
rait hésiter : le médecin anglais connaissait des cas de guérison, i
connaissait des cas où l'urine devenue albumineuse sous l'influenc
des causes les plus légères pouvait redevenir normale quelque temp
après, mais il ne séparait point ces faits-là des autres, bien au con
traire : chacun de ces cas, trouble fonctionnel d'abord, pouvai
amener une lésion organique confirmée.

Mais d'ailleurs Bright ne devait point s'arrêter là. Il avait telle
ment à cœur de faire connaître toute sa pensée et de la mettre
l'abri de toute fausse interprétation , qu'il revint encore à l
charge, mais avec plus d'insistance que jamais , afin de répondr
aux assertions de plusieurs de ses compatriotes, entre autres d'El
liotson et de Graves. Ce fut l'objet d'un nouveau mémoire qu
débutait ainsi (3) : « Le principal motif qui m'a engagé à rassemble

---

(1) Guy's hospital reports, *loc. cit.*, p. 1.

(2) Id., *loc. cit.*, p. 34.

(3) *Cases and observations illustrative of renal disease accompanied with the secr
tion of albuminous urine,* by Dr Bright, M. D., F. R. S., physician extraordinary
the Queen (Guy's hospital reports, 1840, p. 101).

les observations suivantes a été le désir de me fournir à moi-même
l'occasion d'exposer ma pensée sur un point important de la maladie qui s'accompagne d'urine albumineuse ; sur ce point, en effet,
j'ai été singulièrement mal compris et conséquemment mal repré-
senté (*misrepresented*) par plusieurs de ceux qui ont traité ce sujet
si répandu et si intéressant soit dans leurs écrits, soit dans leurs leçons. Et je crois convenable d'aborder ici cette explication pour
deux raisons : premièrement, parce que, bien que je m'en sois constamment défendu en toute occasion, on a fait de l'interprétation
vicieuse de ma manière de voir, un des plus puissants arguments en
faveur de l'opinion que je combats ; secondement, parce que l'idée
erronée dont je suis rendu responsable ajouterait chez le médecin
et chez le malade un désespoir réel à l'inquiétude grave que doit
toujours inspirer cette affection, envisagée même sous son jour le
plus favorable. L'interprétation vicieuse dont je parle est celle-ci :
on pense que je regarde la présence de l'albumine dans l'urine
comme constamment et fatalement liée à ces lésions organiques qui
ont été si complétement décrites dans leurs formes et leurs modifications variées. La vérité est, au contraire, que je n'ai jamais écrit
sur ce sujet sans établir avec soin (*studiously*) l'opinion inverse, et
sans déclarer que je considère l'affection comme entièrement fonctionnelle dans son début (*declaring that I consider the disease, in its
commencement, entirely functional*). » Suivent 24 observations, dont
18 avec guérison ou amélioration sensible ; on peut lire à leur suite
la conclusion suivante : « En concluant ces observations, je dois revenir au premier but pour lequel elles ont été écrites ; et la vérité
qui doit ressortir de l'examen des différents cas relatés est celle-ci :
on ne peut élever de doute sur cette conviction que j'ai si souvent
exprimée, savoir : que la maladie de laquelle dépend la sécrétion de
l'urine albumineuse est, dans son commencement, fonctionnelle, et
qu'aussi longtemps qu'elle reste en cette condition, elle est susceptible de guérison ou d'amélioration par des moyens variés. »

Il est impossible d'être à la fois plus complet et plus précis. Aussi

ne nous arrêterons-nous pas plus longtemps sur ce point, convaincu
comme nous le sommes que chacun pourra facilement constater par
ces diverses citations la vérité de notre proposition au sujet de la
pensée trop souvent méconnue de Bright. Et pourtant sa voix ne fut
pas plus entendue en 1836 et en 1840 qu'elle ne l'avait été en 1831
et en 1827. Qu'il en fût ainsi en France, où les mémoires originaux
étaient peu connus, cela se conçoit à la rigueur; mais c'est en Angleterre même que les idées de Bright demeuraient incomprises, et ce
n'est pas sans étonnement que nous voyons Graves, en 1838 (1),
adresser au médecin de Guy's hospital le même reproche qu'il lui avait
déjà fait en 1831 (2), savoir : de faire toujours dépendre l'urine albumineuse d'un changement organique appréciable dans la structure des
reins (*an appreciable organic change in the structure of the kidneys*).

Quoi qu'il en soit, les médecins français continuèrent à suivre
dans leurs recherches la voie qui avait été inaugurée sous les aus-
pices de M. Rayer. En 1837, M. V. Guillemin exposait dans sa
thèse (3), soutenue à Strasbourg, l'état de la science sur ce sujet,
tandis qu'un élève du médecin de la Charité, le Dr Bureau (4), signalait l'urine albumineuse dans plusieurs maladies aiguës et chroniques, et insistait sur le caractère inflammatoire de la lésion rénale.
La même année, M. Littré (5) exposait dans le journal *l'Expérience*
l'enchaînement des diverses lésions anatomiques qu'entraîne après

---

(1) *Clinical lectures on medicine delivered at the Meath hospital Dublin*, by professor Graves (London med. gaz., p. 106; oct. 1838).

(2) *On the effects of colchicum on the urine in acute arthritis, and of the appearance of albumen in the urine in dropsy. Abstract of a clinical lecture lately delivered
by Dr Graves at the Meath hospital Dublin.* (London med. gaz., t. VII, p. 584;
1831.)

(3) *Essai sur la maladie de Bright,* par Victor Guillemin. Thèse in-4°; Strasbourg, 1837.

(4) *De la Néphrite albumineuse ou maladie de Bright.* Thèse in-4°; Paris, 1837.

(5) *Compte rendu de l'atlas de M. Rayer* (l'Expérience, 1837, p. 60).

elle la néphrite albumineuse, et, s'aidant des travaux de M. Rayer
dont il exposait les idées, concluait également à la nature inflammatoire des six formes ou plutôt des six degrés d'altération qu'offre
le rein.

En 1838 parut l'ouvrage de Martin-Solon (1). Il a été l'objet de
critiques sévères, et l'on s'accorderait volontiers aujourd'hui à ne
plus reconnaître à son auteur d'autre mérite que la création du mot
albuminurie. Cependant, en y regardant de plus près, on verrait
comme nous que la pensée qui a présidé à la rédaction de ce livre
n'est point à rejeter puisqu'elle tend à une généralisation qui, nous
l'avons montré, était dans la pensée même de Bright. Que fait l'auteur? Voyant, comme tous les écrivains précédents, l'albumine se
montrer dans l'urine dans des cas où l'on ne trouve pas les lésions
caractéristiques, il rapproche, en les désignant sous un nom commun, tous les faits dans lesquels ce phénomène peut se rencontrer,
et il choisit le mot *albuminurie,* parce que l'expression de *reins granuleux* est devenue insuffisante, et parce qu'il ne veut en rien pré-
juger l'existence ou la nature de la lésion rénale, lui qui aux cas
déjà connus alors de Graves et de Gregory (2) venait joindre de
nouvelles observations pour démontrer l'absence possible de toute
altération anatomique. Telle est l'idée fondamentale de l'auteur,
idée dont on doit lui savoir gré, bien que nous reconnaissions nous-
même qu'elle est simplement contenue en germe dans son livre, et
qu'elle est loin d'y être convenablement développée. Il ne suffisait
point, en effet, de rapprocher et de réunir les différentes circonstances dans lesquelles l'urine devient albumineuse; il eût fallu
examiner s'il n'existait pas un lien commun, un enchaînement na-

---

(1) *De l'Albuminurie ou hydropisie causée par la maladie des reins; des modifications de l'urine dans cet état morbide, à l'époque critique des maladies aiguës, et
durant le cours de quelques affections bilieuses,* par Martin-Solon. In-8°; Paris,
1838.

(2) *Loc. cit.*

turel entre tous ces faits si divers, depuis le cas d'albuminurie pass
gère et disparaissant sans retour, jusqu'à celui qui se termine par
mort et s'accompagne des lésions les mieux caractérisées. De pli
Martin-Solon eut le tort évident d'employer les expressions *albun*
nurie, hydropisie néphrétique, hydropisie avec albuminurie, com
parfaitement synonymes, et de proposer une doctrine plus ou moi
hasardée sur les urines critiques, ce qui ne contribua pas peu, no
devons le reconnaître, à enlever à son œuvre une part de la ju
influence qu'elle eût dû exercer. Cette critique n'enlève rien de
valeur à l'idée mère du livre ; si elle n'eût pas été abandonnée tr
légèrement, peut-être eût-elle pu devenir féconde ; en tout cas, e
était bien réellement juste, bien absolument vraie, puisqu'on y a
ramené par la force des choses après vingt années consacrées à l'étu
microscopique des altérations rénales.

Cependant cette question, dont le domaine semblait incessa
ment s'agrandir, continuait à être à l'ordre du jour en Angleter
où l'on voyait paraître successivement les travaux de Mateer (1),
Seymour (2) et de Robert Willis (3). Celui-ci accorda une lar
part aux études chimiques, et chercha, mais sans plus de succ
que n'en ont eu ses imitateurs, à différencier l'albumine qui dépe
des reins de Bright, de celle qui se montre dans l'urine sous l'i
fluence d'autres affections. Peu après Christison (4), compléta

---

(1) *On the coagulability of urine as a diagnostic and therapeutic sign of drops*
by William Mateer, M. D. (Edinburgh med. and surg. journal, t. XLVII, p. (
1837).

(2) *The nature and treatment of dropsy, considered especially in reference to*
diseases of the internal organs of the body which most commonly produce it. — A
sarca and ascites, by Edward J. Seymour (The Medico-chirurgical review a
journal of practical medicine, 1837, p. 1).

(3) *Urinary diseases and their treatment,* by Robert Willis, M. D., physician
the Royal infirmary for children, 1 vol. in-8° de 408 pages ; London, 1838.

(4) *On granular degeneration of the kidnies, and its connection with dropsy,*

l'œuvre dont il avait jeté les bases en 1829, publia un traité complet sur la dégénérescence granuleuse du rein, et rapporta toutes les lésions à trois degrés, auxquels il ajoutait quelques variétés moins importantes, sans regarder toutefois ces degrés divers comme appartenant nécessairement à l'évolution d'une seule et même lésion. De plus, l'hydropisie n'est plus pour lui une conséquence directe de la maladie, elle n'en est qu'une complication, au même titre que la diarrhée par exemple, ou la pneumonie, ou telle autre qu'on voudra. C'est à la même époque qu'Addison (1) fit connaître les accidents cérébraux qui caractérisent fréquemment le dernier période de la maladie. Il en décrivit cinq formes principales bien connues aujourd'hui.

M. Rayer publia enfin, en 1840, l'ouvrage qu'avaient fait pressentir les travaux de ses élèves (2). Toutes les descriptions contenues dans ce livre justement classique, toutes les idées à la défense desquelles il est consacré, sont tellement connues maintenant, qu'il nous paraît superflu de nous y arrêter. Nous rappellerons seulement que la forme aiguë de la maladie de Bright (néphrite albumineuse aiguë) y est complétement décrite avec ses terminaisons variables, et que l'auteur lui assigne pour caractères anatomiques la première des six formes qu'il admet, c'est-à-dire : augmentation de volume du rein par gonflement de la substance corticale, présence de petits points rouges plus foncés que la teinte générale de l'organe ; ces petits points sont pour la plupart des glandules de Malpighi injectées de sang ; il y a de plus une rougeur anormale de la substance tubu-

---

flammations and other diseases, by Robert Christison, M. D., F. R. S. 1 vol. in-8° ; Edinburgh and London, 1839.

(1) On the disorders of the brain connected with diseased kidnies, by Thomas Addison (Guy's hospital reports, april 1839).

(2) Traité des maladies des reins et des altérations de la sécrétion urinaire, par P. Rayer. 3 vol. in-8° ; Paris, 1840.

leuse ; ou bien la seconde forme, dont les caractères se résume
ainsi : mélange remarquable d'anémie et d'hyperémie. M. Ray
ajoute que la première forme se constate rarement, parce que
mort n'a lieu qu'à une période plus avancée, et qu'en outre il fa
distinguer avec soin cette congestion des hyperémies rénales qu'
observe quelquefois dans les maladies du cœur (1). Nous regrette
qu'il ne nous ait pas donné lui-même les moyens de faire toujou
et à coup sûr cette distinction, car elle ne nous semble pas faci
En effet, dans un article intitulé : *Maladies du cœur, hyperémie r
nale et urine albumineuse,* nous lisons (2) : « La substance cortic
offre toujours une turgescence sanguine bien prononcée, et quelqu
fois des étoiles vasculaires. Les reins peuvent avoir leur grande
naturelle ou être notablement gonflés... A la coupe, les deux su
stances du rein sont gorgées de sang. De ces substances, et surto
des bases des cônes, qui sont quelquefois tout à fait noires, il suir
une quantité considérable de sang noir. Les glandules de Malpig
sont souvent plus visibles et plus rouges que dans les reins sains,
les membranes du bassinet, arborisées par des vaisseaux d'un rou
bleuâtre foncé, ont une teinte sombre. » Il y a une bien grande an
logie, pour ne pas dire une identité parfaite, entre ces deux de
criptions; et cependant nous sommes conduit à penser que M. Ray
ne regarde pas ces dernières modifications comme suffisantes po
constituer la première forme de sa néphrite albumineuse, puisq
les deux observations qui suivent sont comprises sous ce titr
Néphrite albumineuse simulée par maladies du cœur, titre qui le
est commun, bien que dans la première il y ait eu hyperémie d
reins, tandis que dans la seconde il y avait absence de toute altér
tion dans leur tissu (3). Nous avons signalé ce fait pour montrer q

---

(1) Rayer, *loc. cit.,* t. II, p. 99 et 100.

(2) *Loc. cit.,* t. II, p. 273.

(3) *Loc. cit.,* t. II, p. 273; obs. 34. *Id.,* p. 278; obs. 35.

M. Rayer n'a réellement pas établi de différence entre sa première forme et la congestion ordinaire, active ou passive ; dès lors il eût dû, ce nous semble, pour être conséquent, accorder le nom de néphrite albumineuse aiguë à tous les cas où l'on rencontre, sans autre lésion, de la congestion portant à la fois sur le tissu rénal et sur les corps de Malpighi, et ne pas en faire une classe à part sous le titre de *néphrite albumineuse simulée*. Pourrait-il, pour justifier le rejet des cas analogues hors du cadre de la néphrite albumineuse proprement dite, arguer ici de la conservation de la pesanteur spécifique de l'urine, et de la proportion normale de l'urée ? Non, en vérité ; car il a eu soin d'établir, et cela avec toute raison, que dans la forme aiguë, la densité du liquide urinaire n'est souvent pas changée, et quant à la diminution de l'urée, chacun sait que ce n'est point là un phénomène du début.

En résumé, nous ne voyons, quant à nous, aucune distinction bien tranchée entre ces cas de congestion rénale et ceux de néphrite albumineuse aiguë : nous comprenons bien que M. Rayer ait tenté de les séparer, lui qui voulait établir et faire admettre comme une individualité morbide bien tranchée une phlegmasie particulière du rein, et qui ne pouvait consciencieusement conclure à son existence, lorsqu'il n'observait pendant la vie ou après la mort aucun des prénomènes qui caractérisent ordinairement l'inflammation ; mais aujourd'hui, que l'idée d'inflammation appliquée aux lésions de Bright a perdu pour ainsi dire toute créance, nous croyons qu'il est utile de renoncer à une distinction qui ne repose sur aucune base solide. Mais d'ailleurs le livre de M. Rayer laissait bien loin derrière lui tous les ouvrages contemporains, tant par la richesse des détails que parce qu'il embrassait véritablement l'ensemble de la question. Pour n'en citer qu'un exemple, les rapports de l'affection rénale avec les autres maladies y sont traités de la façon la plus remarquable, et si les travaux ultérieurs sont venus les confirmer, il serait difficile de prétendre qu'ils aient eu à les compléter. C'est ainsi que deux observations (1) établissent la relation de l'albuminurie avec l'angine couenneuse, que quatre autres (2) font connaître l'influence de la grossesse ; dans quatre cas (3), c'est comme complication de l'érysipèle, de l'eczéma et du psoriasis, que la néphrite albumineuse est étudiée ; enfin il n'est pas jusqu'à l'albuminurie consécutive aux longues suppurations osseuses qui ne soit nettement indiquée dans une observation (4) dont le sujet, âgé de 55 ans, portait depuis quatorze ans une nécrose de la partie inférieure du fémur. Nous le répétons, il serait difficile d'être plus complet.

En résumé, on admettait, en 1840, une maladie de Bright s'accompagnant de lésions rénales constantes, pouvant présenter une marche aiguë ou une marche chronique, et à côté d'elle venait prendre place l'albuminurie passagère, trouble purement fonctionnel, phénomène morbide qui n'avait de commun avec la nouvelle maladie que la présence de l'albumine dans l'urine, et dont la signification pathologique devenait dès lors toute différente. Ainsi se trouva consommée la séparation que Bright s'était efforcé de prévenir : mais alors intervint un nouvel agent d'investigation avec lequel il fallut bientôt sérieusement compter.

Bien que nous ayons rapporté à l'année 1840 le début de la période allemande, ce n'est pas à dire pour cela qu'on n'eût pas antérieurement déjà appliqué le microscope à l'étude des lésions rénales. Mais ces premières recherches avaient eu peu de retentissement, et n'avaient point excité tout l'intérêt qu'elles méritaient, soit parce qu'elles étaient trop peu nombreuses encore, soit parce que leurs auteurs, se proposant pour but d'établir une théorie sur la nature même de l'altération organique, n'étaient arrivés qu'à des résultats

---

(1) *Loc. cit.,* t. II, obs. 50 et 51.

(2) *Loc. cit.,* t. II, obs. 61, 62, 63, 64.

(3) *Loc. cit.,* t. II, obs. 55, 56, 57, 58.

(4) *Loc. cit.,* t. II, obs. 75.

:ontradictoires. Il serait injuste toutefois de passer complétement
:es travaux sous silence.

Dès 1837, Valentin (1) examinait au microscope les granulations
,rouvées dans les reins d'un enfant de 13 ans atteint d'hydropisie et
l'œdème, et annonçait qu'une injection fine pratiquée sur l'un de
:es organes ne lui avait rien révélé d'anormal soit dans la distribu-
:ion et le diamètre des vaisseaux sanguins, soit dans les corpuscules
le Malpighi. La masse grisâtre qui remplissait les canalicules ma-
ades consistait en granulations irrégulières de grosseurs diffé-
-entes, en corpuscules moléculaires et en globules jaunâtres, arron-
lis. Les mêmes éléments existaient aussi dans l'intérieur des cana-
icules droits, mais en beaucoup moins grande quantité. En même
emps Gluge (2) signalait les corpuscules inflammatoires (*Entzün-
lungskugeln*) dans la substance corticale, et notamment dans les
vaisseaux, et concluait à une inflammation de cette même sub-
:tance.

L'année suivante, Hecht (3) consacrait sa thèse à l'étude des lé-
:ions rénales, mais surtout dans leur forme ultime, et regardait la
légénérescence de l'organe comme tout à fait analogue à la cirrhose
lu foie.

En 1841, M. Becquerel (4), mettant à profit les travaux précédents,

---

(1) *Repertorium für Anatomie und Physiologie,* von G. Valentin, professor der
'hysiologie an der Universität zü Bern (*Pathologische Anatomie, Nieren;* 1837,
:eite 290).

(2) *Caspers Wochenschrift,* Jahrgang, 1837, n°s 38, 39, 40. — *Anatomische und
nikroskopische Untersuchungen zur allgemeinen und speciellen Pathologie;* 1838,
:rstes Heft, Seite 39. — *Caspers Wochenschrift,* 1839, n° 5. — Citation empruntée
: Frerichs.

(3) *De Renibus in morbo Brightii degeneratis,* dissert. inauguralis; Berolini,
839.

(4) *Séméiotique des urines, ou traité des altérations de la sécrétion urinaire,* suivi
:'un *Traité de la maladie de Bright aux différents âges,* par M. Becquerel. 1 vol.
n-8°; Paris, 1841.

et les complétant par ses propres recherches, avança que les parties
élémentaires du rein les premières affectées sont les glomérules de
Malpighi. Elles s'hypertrophient sous l'influence d'une infiltration
plastique ; cette hypertrophie entraîne avec elle la compression des
canalicules urinaires et des capillaires sanguins, d'où la diminution
de leur calibre, et souvent leur oblitération. Il est facile de reconnaître ici l'évolution anormale que le même auteur a proposée pour
la cirrhose hépatique.

A dater de ce moment, les travaux allèrent se multipliant. En 1842,
Gluge (1) modifie sa première opinion, et décrit trois variétés ou
formes de la lésion : une forme inflammatoire, une forme analogue
à la cirrhose caractérisée par le dépôt de globules graisseux, enfin
une dégénérescence de nature indéterminée. Henle (2) regarde les
modifications du rein comme produites par un tissu cellulaire de
nouvelle formation, qui se développe entre les canalicules urinaires.
Il observe, au mois de février 1842, dans l'urine d'un malade, de
longs cylindres ayant le diamètre des canalicules rénaux : le malade
meurt au mois de mars, et Henle constate dans les reins des cylindres identiques à ceux qu'il avait observés dans l'urine ; il signale
alors pour la première fois comme moyen diagnostique les corps tubuliformes qui, déposés d'abord dans le parenchyme rénal, se montrent ensuite dans le liquide urinaire.

Bientôt ces corps sont vus par d'autres observateurs. Simon (3),
en 1843, décrit avec soin les éléments qui constituent le sédiment de
l'urine, et y signale des corpuscules muqueux, des cellules épithéliales de la vessie, des disques sanguins, des globules obscurs rem-
plis de substance granuleuse et des corps cylindriques formés d'une

---

(1) *Abhandlungen zur Physiologie und Pathologie ;* Iena, 1842.

(2) *Zeitschrift für Nationelle Medicin,* erstes Heft, 1842, Seite 62.

(3) *Beiträge zur physiologischen und pathologischen Chemie,* von Franz Simon
Erster Band, Seiten 103 und 140; 1843.

substance finement granuleuse qui réunit des cellules et des globules semblables à des globules de mucus. Il note également l'importance de ces corps au point de vue du diagnostic. Heller (1) confirme ces observations et y ajoute cette donnée nouvelle, que l'épithélium des tubuli se détache sous forme de tubes. La même année, J. Vogel (2), parlant de la planche XXIII de son ouvrage, annonce que la figure 4 montre une maladie inflammatoire des reins qui ne peut être reconnue sans l'examen microscopique. Il ajoute que dans ces cas le sédiment de l'urine présente des coagula incolores de forme cylindrique, dont le diamètre et la configuration correspondent exactement à ceux des tubes sécréteurs du rein. Comme ces tubes, ces corps présentent des particules d'épithélium, et quelquefois du sang altéré ; de plus, on trouve dans quelques canalicules des cellules arrondies d'une couleur brune, et çà et là des granulations d'un brun rougeâtre. Il regarde enfin la maladie de Bright comme une néphrite chronique latente. Les cylindres tubuliformes étaient observés en même temps par Scherer (3) et par Nasse (4).

Canstatt (5) vient ensuite, fait connaître deux autopsies dans lesquelles l'examen anatomique des reins fut fait par Th. de Siebold, et décrit deux formes à la maladie : dans l'une, une substance albumineuse envahit les couches corticales du rein sous forme de petits grains qui peuvent se réunir ; dans l'autre, c'est de la graisse qui vient s'y déposer sous forme de gouttelettes. Il nomme cette der-

---

(1) *Eodem loco,* Seite 173 und dessen. *Archiv. für phys. und pathol. Chemie,* 1844.

(2) *Icones histologiæ pathologicæ,* Seiten 105 und 108 ; Lipsiæ, 1843.

(3) *Chemische und mikroskopische Untersuchungen,* Seite 42 ; Heidelberg, 1843.

(4) *Ueber die mikroskopische Bestandtheile der Harns in der Brightischen Krankheit* (Rhein und Westphalen medic. correspondenz Blatt, n° 8 ; 1843).

(5) *De Morbo Brightii, comment. scripsit Carolus Canstatt;* Erlangæ, apud Ferd. Enkii, 1844.

nière *steatosis renum,* et nie d'ailleurs la nature inflammatoire de l'une et l'autre de ces formes. C'est à la même époque que le Suédois Malmsten (1) publie sa monographie, dans laquelle il refuse également de rattacher à l'inflammation les différentes lésions rénales. De la diversité même des résultats et des interprétations, découle une ardeur plus grande pour les études microscopiques, qui sont poursuivies par Zimmermann (2) et par Scherer (3).

Mais il ne suffit point aux médecins anglais de pouvoir revendiquer, comme un de leurs plus beaux titres de gloire, la première période de l'histoire de la maladie; ils veulent avoir leur place marquée dans la seconde, et nous voyons se produire les travaux de Stokes (4), de Corrigan (5), de Williams (6), de Quain (7), qui, différant sur des points de détails, s'accordent à voir dans les lésions qu'ils étudient une cirrhose rénale, tandis que Johnson (8), prenant

---

(1) *Ueber die Bright'sche Nieren krankheit,* von Pet. H. Malmsten (Aus dem Schwedischen übersetzt und mit Anmerkungen versehen, von Gerhard von D. Busch; Bremen, 1844).

(2) *Ueber gerinnbaren Harn,* von Zimmermann (Casper's Wochenschrift, n° 22, 1843).

(3) *Bericht über die Leistungen in der pathologischen Chemie,* von prof. Dr Scherer in Würzbourg (Canstatt's und Eisenmann's Jahresbericht, S. 72; 1845).

(4) *Bright's disease of the kidney, Renal phlebitis,* by Dr Stokes (The Dublin journal, 1842).

(5) *Bright's disease of the kidney, Dropsy,* by Dr Corrigan (The Dublin journal, 1842).

(6) *Clinical lectures delivered at University college hospital,* by C. J. B. Williams, M. D., F. R. S. (London med. gaz., july and august 1845, p. 571 et 659).

(7) *The pathology of Bright's disease of the kidney,* by Richard Quain (The Lancet, 1845). — Quain et non pas Quaix, comme on l'a écrit dans plus d'un livre.

(8) *On fatty degeneration of the kidney,* by George Johnson (Medical times and gazette, 1845).

surtout en considération le dépôt de graisse, regarde la maladie de
Bright comme une dégénérescence graisseuse du rein (opinion à
laquelle il devait bientôt renoncer), et accorde plus d'attention qu'on
ne l'avait fait jusqu'alors aux modifications et à la chute de l'épithélium. Todd (1), étudiant les cylindres fibrineux au point de vue de
leur nature, repousse l'opinion de ceux qui y voient les tubes urinifères eux-mêmes, et les regarde comme formés par de la fibrine
coagulée ; ces concrétions, lorsqu'elles sont expulsées, représentent
la forme exacte du tube qu'elles occupaient, et entraînent souvent
avec elles des cellules épithéliales modifiées ou non. Il étudie avec
soin les diverses causes qui peuvent agir sur le rein, et rejette toute
idée d'inflammation. C'est cette manière de voir qu'adopte également Toynbee (2), tandis que Simon (3), dans un mémoire important, se rattache à une inflammation subaiguë, et décrit avec soin la
formation des kystes (*the cystformation*), qu'il ne rapporte point
aux tubes eux-mêmes, ni aux corps de Malpighi, mais à la substance
qui obstrue les tubuli. Lorsque cette obstruction dépasse certaines
limites, il se fait une rupture de la membrane limitante, et ce qui
eût dû être une production cellulaire intra-tubulaire (*an intra-tubular*

---

(1) *Clinical lecture on dropsy with albuminous urine,* delivered at King's college
hospital by Robert Bentley Todd, reported by J. S. Lavies (London med. gaz.,
1845 , p. 1443).

Et plus tard : *Clinical lectures on certain diseases of the urinary organs and on
dropsies,* by R. B. Todd, physician to King's college hospital, 1 vol. in-12; London,
1857.

(2) *On the intimate structure of the human kidney, and on the changes which its
several component parts undergo in* Bright's disease, by Joseph Toynbee, M. D.
(Medico chirurgical transactions, t. XXIX, p. 303; 1846).

(3) *On sub-acute inflammation of the kidney,* by John Simon, F. R. S. (Medico-
chirurgical transactions, t. XXX, p. 141 ; 1847).

Il faut avoir soin de ne pas confondre John Simon, de Londres, chirurgien de
King's college hospital, dont il est ici question, avec Franz Simon, de Berlin,
dont nous avons parlé plus haut.

cell-growth) subit, avec certaines modifications, un développemen
dans le parenchyme même de la glande.

Du reste, la doctrine de l'inflammation n'était point abandonné
en Allemagne, mais elle n'y régnait plus exclusivement. Ains
Henle (1) en vient à admettre plusieurs formes, qu'il regarde comm
tout à fait distinctes ; ce sont : la stéatose des reins, d'après Glug
et Johnson ; l'inflammation subaiguë avec formation de kystes
d'après Simon ; la cirrhose des reins, d'après ses propres recherches
A ces trois formes principales, il ajoute la néphrite desquamativ
aiguë, suite d'exanthèmes, d'après Johnson, et la tuméfaction de
reins par infiltration œdémateuse, état qui lui paraît être le premie
degré de la cirrhose.

Reinhardt (2), dans un premier travail, décrit la maladie de Brigh
comme une néphrite croupale diffuse, en s'appuyant sur ce fait, qu
l'exsudat n'a aucune tendance à l'organisation. L'année suivante, i
publie un mémoire plus complet, et tout en maintenant à la lésio
son caractère inflammatoire, lui décrit trois stades : un premier, pu
rement inflammatoire (*das Einfach entzundliches Stadium*) ; u
deuxième, caractérisé par l'infiltration graisseuse (*das der Fettinfiltra-
tion*) ; un troisième, par l'atrophie (*das der Atrophie der Nieren*).

Ces derniers travaux se distinguent par une tendance peu mar
quée encore, mais déjà saisissable, à réunir entre elles, à fondre le
unes dans les autres, les variétés de lésions regardées jusque-l
comme autant de formes distinctes et incompatibles. Cette tendanc
est complétement réalisée l'année suivante, dans l'œuvre justemen

---

(1) *Handbuch der rationellen Pathologie,* erster Band, Seiten 306 und 307
Braunschweig, 1848.

(2) *Beiträge zur Kenntniss,* etc., von Dr Reinhardt (Deutsche Klinik, 1849).

Beiträge zur Kenntniss der Bright'schen Krankheit, von Prosector Dr Reinhard
(Annalen der Charité-Krankenhauses zü Berlin. Erster Jahrgang, 1850. Zweite
Quartalheft, p. 185).

célèbre de Frerichs (1). Lui aussi décrit trois degrés ou stades, et les formule ainsi : I. Stade d'hyperémie et d'exsudation commençante (*das Stadium der Hyperämie und der beginnenden Exsudation*). — II. Stade d'exsudation et de transformation commençante de l'exsudat (*das der Exsudation und der beginnenden Umwandlung des Exsudats*). — III. Stade de formation régressive, d'atrophie (*das der Rückbildung, der Atrophie*). Mais ces trois stades constituent non point autant de formes, mais seulement autant de degrés de la lésion rénale, et l'auteur, se prononçant plus nettement qu'on ne l'avait fait encore pour l'identité de l'affection à ses différentes périodes, conclut ainsi : « Les lésions anatomiques si multipliées qui prennent place entre l'hyperémie, l'infiltration graisseuse et l'atrophie des reins, forment une chaîne non interrompue dont les divers anneaux nous apparaissent étroitement unis, dès que nous avons appris à nous servir du moyen (2) qui nous permet de mesurer pour ainsi dire avec la main (*in die Hand giebt*) l'intensité variable de la tendance exsudative et les métamorphoses de plus en plus marquées de ses produits » (3).

Dès lors furent constituées l'évolution et l'unité des lésions de Bright. Cette doctrine a été généralement acceptée, et les mémoires plus récents, soit étrangers, soit français, portant exclusivement sur les détails microscopiques ou sur quelque phénomène morbide nouveau, n'ont réellement pas changé le fond de la question. Telle est du moins l'impression que nous a laissée leur lecture ; aussi nous bornerons-nous à les indiquer à la fin de notre travail ; mais nous avons à élucider maintenant une question bien digne d'intérêt,

---

(1) *Die Bright'sche Nierenkrankheit und deren Behandlung,* eine Monographie von D.ʳ Fred. Theod. Frerichs. 1 vol. in-8°; Braunschweig, 1851.

(2) L'examen microscopique de l'urine.

(3) Frerichs, *loc. cit.,* p. 172.

et pour la solution de laquelle ce long historique était un préliminaire indispensable. Nous avons en effet à examiner quelle influence ont exercée sur l'interprétation du phénomène albuminurie les études des micrographes; nous avons à rechercher si la séparation de l'albuminurie passagère et de la maladie de Bright, séparation devenue classique dès 1840, peut être maintenue intacte aujourd'hui devant la doctrine de l'unité de la maladie de Bright.

Aussi longtemps qu'on se borna à étudier des lésions anciennes chez des sujets albuminuriques depuis plusieurs mois ou depuis plusieurs années, atteints en un mot d'une maladie de Bright chronique, tout alla bien, et cette division de l'albuminurie en deux classes, division que nous avons montrée être directement opposée à la pensée et aux travaux du médecin de Guy's hospital, put être rigoureusement conservée : les altérations anatomiques étaient mieux décrites, mieux connues dans leur constitution intime et dans leur évolution probable, voilà tout; et le résultat de ces premières études fut d'accroître l'importance déjà trop grande, selon nous, de la lésion rénale. Mais bientôt la question se présente sous une face nouvelle : on signale des lésions initiales insaisissables à l'œil nu, on découvre simultanément en Allemagne et en Angleterre la desquamation épithéliale des tubuli et la congestion rénale, et cela, après la scarlatine, chez des malades qui avaient été regardés comme atteints simplement d'une albuminurie temporaire peu importante; on poursuit dès lors avec ardeur la recherche de ces lésions nouvelles qui deviennent pour le microscope l'occasion d'un nouveau triomphe, on s'empare avec empressement d'une donnée qui agrandit le champ de l'anatomie pathologique, on veut à tout prix rencontrer ces altérations dans tous les cas, on les rencontre en effet: là où la chute de l'épithélium fait défaut, on se rejette sur la congestion, et la doctrine restée jusqu'alors intacte, regardée même comme inébranlable, reçoit une forte atteinte et se trouve menacée dans son existence même. Qu'advient-il, en effet, de l'albuminurie passagère? Les médecins-anatomistes commencent par faire table rase, et déclarent insuffisants et non avenus tous les cas dans lesquels on n'a pas pratiqué l'examen microscopique : ainsi sont frappées de nullité les observations d'Elliotson (1), de Gregory (2), d'Anderson (3), de Graves (4), de Kennedy (5), et de beaucoup d'autres que nous pourrions citer. Ils annoncent en même temps, conséquence légitime et toute naturelle, qu'il est au moins prématuré d'admettre que l'albumine peut se montrer dans l'urine, sans aucune modification de l'organe sécréteur, que les investigations microscopiques peuvent seules porter la lumière sur ce point obscur, et que d'elles seules doit être attendue la solution d'une question incomplétement étudiée jusque-là. Les résultats de ces investigations ne se font d'ailleurs point attendre : ce n'est plus seulement dans l'albuminurie de la scarlatine que l'on rencontre l'hyperémie et la desquamation rénales ; c'est chez tous les malades qui, atteints d'une albuminurie récente qu'on n'avait pas rattachée pendant leur vie à la maladie de Bright, sont emportés par quelque autre affection. Quelques voix protestent çà et là, et révoquent en doute la valeur de ces lésions : elles ne sont point entendues, et bientôt d'ailleurs, effrayées de leur isolement, elles se taisent ; on fait connaître de temps en temps quelques faits rebelles à la loi commune, dans lesquels le microscope lui-même n'a trouvé aucune trace de ces altérations

---

(1) *On dropsy*, St. Thomas's hospital clinical lecture delivered by Dr Elliotson, 22 nov. 1830 (London med. gaz., 1830, p. 313).

(2) *Loc. cit.*

(3) *Observations on renal dropsy illustrated by cases and a dissection*, by John Anderson (London med. gaz., 1835, p. 855).

(4) *Loc. cit.*

(5) *Some account of the epidemic of scarlatina which prevailed in Dublin from 1834 to 1842 inclusive, with observations*, by Henry Kennedy. 1 vol. in-8° ; Dublin, 1843.

Il existe un compte rendu de cet ouvrage in *The Medico-chirurgical review and Journal of practical medicine*, october 1843 ; mais il est fort incomplet.

légères : on les laisse habilement dans l'ombre , et les médecins anglais, unis à ceux d'outre-Rhin, proclament (1), comme une vérité définitivement acquise, ce fait que l'albumine ne peut se montrer dans l'urine, même passagèrement, sans qu'il y ait chute de l'épithélium rénal ou tout au moins congestion générale de l'organe. Bientôt MM. Becquerel et Vernois (2) importent cette doctrine en France, en l'appuyant sur des faits nouveaux, et chacun put alors admirer l'ordre vraiment merveilleux que le microscope avait introduit dans la question : il n'était certes pas une maladie qui présentât un rapport aussi intime et aussi constant entre les lésions et les manifestations symptomatiques; il n'en était pas une dont toutes les phases fussent réglées avec une précision aussi rigoureuse, nous allions dire aussi mathématique, car on eût pu, en vérité, résumer toute cette histoire au moyen de trois équations :

Albuminurie passagère......	Congestion rénale et chute de l'épithélium.
Maladie de Bright aiguë.....	Exsudation et ses conséquences.
Maladie de Bright chronique..	Métamorphoses de l'exsudat et atrophie.

On peut retrouver ici une ligne de démarcation entre l'albuminurie et la maladie de Bright; mais cette façon d'interpréter les faits n'est guère plus admise aujourd'hui qu'en France. En Allemagne, il faut le reconnaître, les médecins ont été plus fidèles aux résultats de leurs travaux anatomiques, et ils n'admettent plus d'albuminurie passagère en tant que forme morbide distincte de la maladie de Bright. Déjà Frerichs (3), dans le chapitre qu'il consacre à ce sujet, après avoir étudié l'albuminurie des fièvres, des inflam-

---

(1) Reinhardt, *loc. cit.* — Frerichs, *loc. cit.*, passim, mais surtout p. 147. — Johnson, *On the diseases of the kidney,* passim, et surtout p. 236.

(2) *De l'Albuminurie et de la maladie de Bright;* mémoire présenté à l'Académie impériale de médecine, le 24 juin 1856, par MM. Alfred Becquerel et Maxime Vernois. Brochure in-8° de 44 pages ; Paris, 1856.

(3) *Loc. cit.,* p. 180.

mations membraneuses ou viscérales, des maladies du cœur, etc.,
arrivait à cette conclusion qu'il n'existe entre elle et la maladie de
Bright qu'une différence de degré, que la première doit être regardée
comme un avant-coureur de la seconde (*ein Vorläufer*), et qu'elle
doit toujours grandement exciter la sollicitude du médecin. Remarquons que nous rentrons pleinement ici dans les idées de Bright. En
pensant ainsi Frerichs était conséquent avec lui-même, et quiconque
professera les mêmes opinions que lui touchant la constance et l'importance des lésions initiales du rein, doit accepter cette doctrine.
Aussi n'est-ce pas sans étonnement que nous avons vu les auteurs
du mémoire cité plus haut (1) reculer devant ce qui leur a paru
sans doute une conclusion trop absolue ou trop téméraire, et distinguer encore, dans quelques cas bien restreints, il est vrai, une
albuminurie et une maladie de Bright. Nous n'avons pas été moins
surpris de voir, dans un travail récent, M. Lorain (2) réserver de la
même manière les albuminuries qui surviennent dans la goutte, le
diabète, la fièvre typhoïde, la pneumonie, et avancer qu'elles ne
paraissent pas pouvoir être le point de départ d'une albuminurie
persistante, tandis qu'il reconnaît ce danger pour l'albuminurie de
la scarlatine, de la grossesse, etc. Or il y a dans ces distinctions une
inconséquence évidente, et nous sommes étonné qu'elle n'ait encore
frappé personne ; le raisonnement va pourtant de soi : il ne peut y
avoir d'albuminurie sans congestion rénale antérieure, sans infiltration granuleuse et destruction des cellules épithéliales ; mais la maladie de Bright aiguë est anatomiquement caractérisée à sa première
période par la congestion rénale, par l'infiltration granuleuse des
cellules épithéliales, et par la chute de ces cellules ; donc (est-il
besoin de formuler la conclusion ?) donc l'albuminurie passagère
n'est autre chose que le premier degré de la maladie de Bright,

____

(1) Becquerel et Vernois, *loc. cit.,* p. 15.

(2) *De l'Albuminurie* (thèse de concours pour l'agrégation). In-4°; Paris, 1860,
p. 111 et 112.

degré qui présente, il est vrai, beaucoup plus de chances de curabilité que les suivants, mais que l'on n'en saurait séparer. Et qui oserait séparer l'engouement pulmonaire de l'hépatisation grise, sous prétexte que le premier état est moins grave, et ne conduit pas fatalement au second? Qui oserait séparer l'infiltration miliaire, du ramollissement et de la fonte des tubercules, sous prétexte que dans des cas heureux la lésion ne dépasse pas le premier degré, ou bien qu'il s'écoule souvent un intervalle de plusieurs années avant que le passage de l'un à l'autre soit effectué? Pourquoi donc serait-on plus fondé à le faire à propos des lésions primordiales des reins et de celles qui leur succèdent plus ou moins promptement?

Ainsi l'anatomie pathologique seule, en dehors de toute autre considération, nous amène forcément à nier la séparation de l'albuminurie et de la maladie de Bright; nous constatons ce résultat, et nous nous en emparons; nous aurions pu, sans nul doute, arriver à la même conclusion en suivant un tout autre ordre d'idées : si nous avons préféré la déduire uniquement des données anatomiques, bien que nous ne leur accordions pas toute l'importance qu'on leur attribue généralement, c'est que nous avons voulu mettre à l'abri de toute contestation une vérité que nous n'avons encore vue formulée nulle part, et que nous regardons comme capitale; et en fait, tout ce qui précède n'a d'autre but que la démonstration de cette proposition : les diverses variétés d'albuminurie diffèrent entre elles par leur gravité, laquelle est directement proportionnelle à leur âge; mais elles ne diffèrent nullement ni par leur nature ni par leur influence sur le rein; il n'est pas une d'elles, quel qu'en soit le début, qui ne puisse conduire à la lésion de Bright la mieux confirmée; il n'est pas une d'elles qui ne doive être regardée comme le premier degré possible d'une affection sérieuse et souvent incurable : donc toute séparation entre l'albuminurie passagère et la maladie de Bright est artificielle et doit être rejetée.

SECONDE PARTIE.

DU PROCESSUS MORBIDE DE L'ALBUMINURIE.

Malgré leur multiplicité apparente, les différentes opinions qui ont été mises en avant pour expliquer le fait brut, élémentaire, du passage de l'albumine dans l'urine, peuvent en réalité se réduire à deux. Les partisans de la première, ne considérant que les résultats ordinaires de l'examen cadavérique, donnent la première place à la lésion rénale, quelque peu avancée qu'elle soit d'ailleurs, et professent que l'albumine ne peut se montrer dans l'urine que sous l'influence d'une modification toujours appréciable de l'organe sécréteur. Les médecins qui soutiennent l'autre opinion enseignent au contraire que l'albuminurie se produit sans être précédée d'aucun changement dans les conditions anatomiques ordinaires du rein, qu'elle constitue un trouble purement fonctionnel d'abord, et que si des lésions se développent sous cette influence, elles doivent être regardées comme secondaires, non-seulement quant à l'époque de leur formation, mais aussi quant à leur importance : pour eux enfin la cause constante et suffisante de l'albuminurie est une altération du sang (peu nous importe en ce moment sa nature), amenée par des causes diverses ayant le caractère commun d'agir sur l'ensemble de la constitution, altération qui se révèle au médecin par la production directe du phénomène anormal que nous étudions.

Peut-être dira-t-on qu'il n'y a pas entre ces deux manières de voir une différence aussi tranchée que nous voulons bien le dire, et que ceux-là même qui accordent le plus d'importance aux lésions rénales font néanmoins une large part aux causes générales. A quoi nous pouvons répondre par deux remarques : les médecins anatomistes restreignent autant qu'il est en eux les cas où l'état général doit être invoqué pour rendre compte des phénomènes morbides ; de plus, ils interprètent l'action de ces causes d'une façon toute spéciale. Ils les regardent comme exerçant sur le rein une action directe qui amène des troubles de la circulation ou des modifications dans les cellules épithéliales, changements purement anatomiques, dont l'existence préalable est la condition *sine qua non* de la présence de l'albumine dans l'urine. Aussi la lésion rénale domine-t-elle toute la scène pathologique, et ces auteurs sont-ils fondés à qualifier de *maladie du rein* l'affection de Bright, qu'elle soit aiguë ou chronique. Dans l'autre doctrine, on procède autrement : non-seulement on accorde une influence beaucoup plus grande, pour ne pas dire absolue, à l'état général du malade, aux causes qui peuvent le modifier, à celles entre autres qui sont susceptibles d'altérer le liquide sanguin, mais on regarde cette altération du sang comme suffisant à produire par elle-même, et sans qu'il soit besoin de l'intervention d'aucun autre élément, une perturbation dans la sécrétion urinaire. Pour les médecins de la première école, l'état général n'est que la cause éloignée de l'albuminurie, dont la lésion rénale reste la seule cause prochaine, la seule cause instrumentale ; pour ceux de la seconde, l'état anormal de l'économie résume en lui seul ces trois modalités d'action ; il est à la fois la cause éloignée, la cause prochaine et la cause instrumentale du phénomène. Il ne saurait donc être question pour eux de *maladie du rein*.

C'est cette dernière doctrine que nous nous proposons de défendre (1) en l'étayant et par l'autorité incontestable des faits, et par

---

(1) Nous ne nous occupons point ici de l'*albuminurie de cause mécanique :* nous entendons par là celle qui succède à une oblitération spontanée ou phlegmasique des veines émulgentes ou de la veine cave inférieure. Il est évident que les cas de ce genre doivent former une classe à part, en raison de la pathogénie toute spéciale que présente ici le trouble de sécrétion ; le sang artériel continue à affluer ; la veine rénale, seul vaisseau de retour, est oblitérée ou ne peut se déverser dans la veine cave ; il se produit une congestion intense qui amène

des considérations auxquelles nous accordons une grande valeur,
bien qu'elles aient été pour la plupart négligées jusqu'ici. Mais avant
d'entrer plus avant dans la question, avant d'exposer comment nous
comprenons le mode de production de l'albuminurie, nous tenons à
rappeler que plusieurs médecins, protestant contre les prétentions
exagérées de l'anatomie pathologique, ont déjà émis des idées plus
ou moins analogues aux nôtres, mais sans les entourer malheureusement de toutes les preuves nécessaires. Il nous paraît juste de rap-

---

bientôt des ruptures capillaires : de là albuminurie. Mais, chose remarquable,
si cet état se prolonge quelque temps, on trouve à l'autopsie des lésions rénales
plus ou moins avancées, semblables aux lésions de Bright, et que Frerichs n'hé-
site pas à regarder comme l'effet secondaire de la perversion fonctionnelle,
opinion que nous adoptons pleinement. Comparez sur ce sujet :

O'Beirne's, *Observations on the nature and treatment of dropsy* (The Dublin
journal of medical science, t. XXII, p. 239; 1843).

Robinson George, *Researches into the connection existing betwen an unnatural
degree of compression of the blood contained in the renal vessels and the presence
of certain abnormal matters in the urine* (London med. gaz., novembre 1843, p. 154).
— *On the pathology of Bright's disease of the kidney* (London med. gazette, dé-
cembre 1845, p. 1484).

Stokes, *Bright's disease of the kidney, Renal phlebitis* (Dublin journal, t. II;
1842).

Peacock, *Obstruction of the vena cava,* etc. (Medico-chirurg. transact., 1845).

Leudet, *Sur l'Oblitération des veines rénales,* etc. (Gazette médicale de Paris,
1852).

Delaruelle, *Pleurésie, albuminurie, caillots dans les veines rénales* (Société anatomique, t. XXI; 1846).

C'est par des motifs du même genre que nous laisserons également de côté
l'albuminurie qui se montre dans les cas d'hématurie. Ici la question est toute
différente : des vaisseaux sont rompus, l'urine contient du sang en nature, et
par conséquent de l'albumine; c'est encore, à vrai dire, une action mécanique.
Enfin il va de soi que l'albuminurie qui accompagne la suppuration des organes génito-urinaires ne doit point trouver place dans cette étude.

peler l'attention sur des travaux dont on ne tient pas toujours assez compte, et d'ailleurs nous serons nous-même plus à l'aise pour développer notre pensée, alors que, l'ayant en quelque sorte justifiée d'avance, nous aurons ainsi pris soin de nous absoudre de tout reproche de témérité.

Nous ne ferons qu'indiquer ici les nombreuses citations que nous avons empruntées à Bright, et nous nous contenterons de faire observer qu'elles viennent directement à l'appui de notre opinion, puisque le médecin anglais en arrive à déclarer expressément que l'albuminurie n'est d'abord qu'un trouble fonctionnel, n'amenant des lésions appréciables qu'autant qu'il se prolonge un certain temps. Dès 1830, Elliotson (1) professa dans ses leçons cliniques que, lorsqu'un malade présente de l'albumine dans les urines, ce qui doit exciter la sollicitude du médecin, ce n'est point l'abondance plus ou moins grande du coagulum albumineux, ce n'est point l'état du rein, quel qu'on veuille le supposer, mais c'est uniquement l'état général de l'économie dont les autres phénomènes ne sont que la manifestation extérieure. Peu après, Graves (2) repoussa l'idée d'une corrélation nécessaire entre l'état albumineux de l'urine et un changement saisissable du rein, et pour la première fois il signala l'analogie qui lui paraissait exister entre cette altération de la sécrétion urinaire et le diabète sucré. C'était assez dire que cette modification de l'urine se développe exclusivement sous l'influence de causes générales. En 1835, Anderson (3) fut plus explicite encore en disant que les causes de la maladie de Bright ont d'abord pour effet de troubler la fonction et de modifier la sécrétion de l'organe; l'albumine apparaît alors dans l'urine : la fonction troublée conduit à la désorganisation (*deranged function leads to disorganization*).

---

(1) *Loc. cit.*

(2) *Loc. cit.,* 1831.

(3) *Loc. cit.*

Deux ans plus tard, Valentin (1), qu'on n'accusera pas d'avoir négligé l'étude de la lésion, lui qui le premier soumit le rein malade à
l'examen microscopique, terminait l'exposé de ses recherches par la
déclaration significative que noŭs avons inscrite comme épigraphe
en tête de notre travail. Il y revenait l'année suivante (2) et se pro-
nonçait plus formellement encore en ces termes : « La prétendue
maladie rénale de Bright appartient à ces maladies générales dans
lesquelles une quantité anormale d'albumine est séparée du sang.
La voie de séparation est ici l'urine. Une partie de l'albumine reste
dissoute et sort ainsi du corps ; une autre, au contraire, se précipite
aussitôt, reste dans les canalicules, et est expulsée par l'urine successivement et par portions, ainsi qu'il est facile de s'en convaincre
par des préparations fraîches, dans presque tous les stades de la lésion. » Et plus loin (3) : « Le traitement doit être avant tout général ;
il doit être institué en vue du sang, de la nutrition, et la considération des organes localement affectés viendra en second lieu. »

Ces déclarations devinrent un des principaux arguments de
Graves (4) lorsqu'il exposa d'une façon plus complète ses idées sur
la maladie de Bright et sur l'importance des lésions rénales, idées
qu'il a lui-même résumées en ces termes : « Il est évident pour moi
que l'état albumineux de l'urine est la cause de la lésion de Bright
et non point son effet. Dans l'hydropisie, on observe dans toute
l'économie une disposition qui tend à produire une sécrétion exa-.
gérée de liquide albumineux, et cela dans le rein aussi bien que
dans les autres points. Or, comme la sécrétion de l'urine se produit
dans les tubuli extrêmement étroits de la substance corticale du
rein, et que cette sécrétion s'accompagne de la formation de sels et

---

(1) *Loc. cit.,* 1837.

(2) *Eodem loco,* 1838. — *Pathologische Anatomie, Nieren,* S. 185.

(3) *Eodem loco,* S. 186.

(4) *Loc. cit.,* 1838.

d'acides divers, il n'y a rien d'étonnant à ce que des molécules albu-mineuses, séparées par la coagulation, se déposent et restent dans les tubes sécréteurs, qu'elles remplissent, qu'elles distendent peu à peu, amenant ainsi une oblitération de tissu (*an obliteration of tissue*) qu'on appelle lésion de Bright. »

Un peu plus tard, Rees (1) regarda les modifications du sang comme la cause la plus efficace de la maladie de Bright, sans se préoccuper autrement des changements anatomiques : bien plus, il spécifia cette altération du sang, et l'attribua à un excès d'eau, devenant ainsi l'auteur d'une théorie qui, deux ans plus tard, a été donnée en France comme nouvelle ; et pour qu'il ne reste aucun doute à ce sujet, nous citerons encore textuellement les paroles qui résument l'opinion de l'auteur : « La présence d'un excès d'eau dans le sang peut, dans nombre de cas au moins, aider à l'effusion du sérum dans l'urine..... ; il est certain que la disposition à l'albuminurie s'accroît en proportion de la dilution du sang. » Peu après il revint sur ce point (2), et, reconnaissant toujours l'altération du sang comme la seule cause capable d'expliquer le début de la maladie de Bright, il compléta sa doctrine en avançant que la relation qui doit normalement exister entre la densité du sang et celle du chyle est changée, et qu'il en résulte un obstacle à la formation des globules rouges du sang.

Au même moment, Heaton (3) en Angleterre et Malmsten (4) en Suède attribuaient la maladie à l'influence de causes constitution-

---

(1) *Observations on the blood, with reference to its peculiar condition in the morbus Brightii,* by George Owen Rees (Guy's hospital reports, 1843, p. 317).

(2) *On the pathology and treatment of the morbus Brightii and various forms of anœmia,* by George Owen Rees (London med. gazette , 1844 , p. 652).

(3) *On different forms of granular disease of the kidney,* by J.-D. Heaton (London med. gazette, 1844, p. 561 et 851).

(4) *Loc. cit.*

nelles amenant dans la substance corticale du rein un dépôt de lymphe d'un caractère imparfait : ils faisaient toutefois une réserve pour certains cas dans lesquels la cause générale est aidée par un état inflammatoire de l'organe. C'est cette même opinion que professaient encore, mais d'une façon plus absolue, Canstatt (1), Eichholtz (2), et surtout Tegart (3), qui accorde la première place en toutes circonstances à une altération cachectique du sang, mais qui eut le tort peut-être de ne pas essayer de spécifier cette altération, d'en indiquer le mode de production, et de montrer comment elle agit à son tour pour produire l'albuminurie et les lésions rénales consécutives. C'est cette même opinion que Simpson (4) émettait d'abord avec quelque doute, et qu'il acceptait plus tard avec plus d'assurance en disant : « Il est bien probable que l'œdème prémonitoire, la céphalalgie, etc., et les convulsions elles-mêmes, ne sont pas en relation d'effet à cause avec l'albuminurie ou la lésion rénale, mais que toutes ces circonstances : l'hydropisie, les convulsions, l'albuminurie, sont les effets simultanés ou successifs d'une seule et unique cause centrale, à savoir : un état anormal du sang, à la production duquel la grossesse prédispose en quelque sorte d'une façon spéciale » (5). C'est cette doctrine enfin qui, adoptée en France par

---

(1) *Loc. cit.*

(2) *Ueber die granülirte Leber und Niere und ihr Verhältniss zü tuberkulosen und Krebsigen Dyscrasie*, von H. Eichholtz (Archiv von J. Müller, 1845, p. 321 (lisez *Eichholtz*, et non pas *Lichestz*, comme on l'a imprimé en France).

(3) *Des Lésions origaniques qui produisent l'ascite*, par Patrick Tegart. In-4°; Paris, 1845.

(4) *On lesions of the nervous system in the puerperal state, connected with albuminuria*, by J.-Y. Simpson (The Monthly journal of medical science, 1847, p. 288).

(5) *Albuminuria in puerperal and infantile convulsions, and in puerperal amaurosis*, dans un article intitulé : Contributions to obstetric pathology, by J.-Y. Simpson. — Même journal, 1852, p. 369. — *Contributions to obstetric pathology*

MM. Devilliers et Regnauld (1), patronée ensuite par MM. Blot (2)
et Cazeaux (3), se retrouve encore en Angleterre dans les travaux
de Horne (4) et de Walshe (5), et reçoit plus tard de M. Pidoux (6)
une consécration éclatante.

Tels sont, et nous en passons encore, les principaux représentants
de l'opinion à laquelle nous nous rallions. En voyant figurer parmi
eux des noms justement recommandables, justement célèbres, il y
a vraiment lieu d'être surpris de l'espèce d'oubli, pour ne pas dire
de dédain, dans lequel sont tombés les travaux que nous avons passés
en revue. Mais, si quelque chose après cela est capable encore d'étonner, c'est bien certainement, à notre avis, l'abandon presque général
aujourd'hui de la doctrine qu'ils ont défendue, abandon d'autant
moins justifié que cette doctrine est conforme en tous points aux
principes fondamentaux de la philosophie médicale, et que le règne
exclusif de la lésion est entré à son tour, et depuis quelque temps
déjà, dans *une période régressive*. Deux motifs, d'ordres tout opposés, nous paraissent cependant capables d'expliquer jusqu'à un certain point un pareil état de choses : le premier, c'est l'origine étrangère de la plupart des mémoires que nous avons rappelés, d'où est
résultée une vulgarisation moins générale en France ; le second,
plus important à nos yeux, c'est l'absence d'une détermination pré-

---

and practice, by J.-Y. Simpson, professor of midwifery in the University of
Edinburgh. 1 vol in-8° ; Edinburgh, 1852.

(1) *Recherches sur les hydropisïes chez les femmes enceintes,* par MM. Devilliers
fils et J. Regnauld (Archives gén. de méd., 1848).

(2) *De l'Albuminurie chez les femmes enceintes ,* etc.; thèse, Paris, 1849.

(3) *Traité de l'art des accouchements.* 1 vol. in-8°, 5e édit.; Paris, 1856.

(4) *On some disputed points in the history of scarlatina,* by J.-H. Horne (London med. gazette, march 1848).

(5) *Bright's disease not essentially a renal disease, but essentially and primarily a blood disease,* by prof. Walshe (the Lancet, II, 1849).

(6) *Clinique médicale, Considérations sur la maladie de Bright* (l'Union médicale, 1855).

cise au sujet de cette altération primitive du sang, envisagée soit en elle-même, soit surtout quant à son origine. Presque tous ces auteurs, en effet, se bornent à signaler la présence d'un poison morbide, ou de quelques matériaux nuisibles, dont l'élimination est devenue nécessaire ; d'autres invoquent, comme modification primordiale, un défaut d'albumine dans le liquide sanguin, opinion qui a été démentie par des analyses chimiques incontestables. Graves seul a fait un pas de plus en avançant qu'il existe dans toute l'économie une tendance à une sécrétion exagérée d'albumine ; malheureusement il ne s'est point expliqué davantage. Nous croyons fermement que c'est à l'indécision, à l'incertitude de toutes ces assertions, qu'il faut rapporter et le peu de crédit accordé à ces différents travaux, et, par compensation, l'importance croissante attribuée à la lésion rénale, ces mots étant pris ici dans leur sens le plus étendu, et comprenant toutes les modifications anatomiques de l'organe, depuis l'hyperémie simple et la desquamation épithéliale jusqu'aux altérations les plus avancées.

Serons-nous plus heureux, nous qui acceptons pleinement la doctrine dédaignée, et réussirons-nous, par une précision plus grande, à entraîner enfin la conviction ? Nous ne savons ; tout au moins nous efforcerons-nous d'échapper au reproche d'indécision ou d'ambiguité, en formulant nettement notre opinion : *L'albuminurie* (1) *reconnaît pour cause une déviation du type normal des mouvements nutritifs ; cette déviation consiste en une perturbation passagère ou durable dans les phénomènes d'assimilation et de désassimilation des matières albuminoïdes.*

Rappelons d'abord en quelques mots les principaux faits qui se rattachent à l'évolution des matières azotées dans l'économie : malgré l'obscurité qui recouvre quelques points de détails, malgré les

---

(1) Nous rappelons ici que nous laissons complétement de côté l'albuminurie de cause mécanique (voir la note de la page 40).

dissidences qui règnent encore au sujet du siége précis de certains phénomènes, et de leur interprétation, il n'en est pas moins vrai que c'est là une des questions les mieux connues parmi celles qui se rattachent à la physiologie de la nutrition. Convertis par l'action de l'estomac en une substance soluble sur laquelle l'absorption peut facilement s'exercer, substance qui n'est autre que l'albumine élémentaire de Prout, l'albumine digérée de Liebig, l'albuminose de M. Mialhe et des chimistes actuels, les matériaux azotés de l'alimentation pénètrent dans le système circulatoire soit par la voie des vaisseaux veineux, soit par la voie des chylifères. Ils ont dès lors une destination multiple à remplir : 1° la réparation des pertes éprouvées par les différents organes et les différents tissus ; 2° la conservation de l'albumine du sérum et des globules du sang, dans ses proportions normales ; 3° la formation de substances également quaternaires, l'acide urique et l'urée, qui doivent être éliminées, en grande partie, par les reins et la surface cutanée ; 4° la production, dans l'acte de l'hématose pulmonaire, d'une certaine quantité d'acide carbonique et d'eau, ce qui atteste la combustion complète d'une partie des principes azotés contenus dans le sang. Mais les produits des deux derniers groupes n'ont pas pour source unique les matériaux azotés fournis par l'alimentation ; ceci n'a lieu que lorque l'ingestion des substances albuminoïdes dépasse les besoins de l'économie ; normalement ils proviennent des principes azotés que jette incessamment dans le sang la destruction d'une partie des tissus vivants (*digestion interstitielle* de Prout et de Carpenter), principes inaptes à remplir aucun rôle dans la nutrition, principes purement excrémentitiels, qui doivent disparaître soit par les combustions que nous avons indiquées, soit par les sécrétions, et notamment par les sécrétions rénale et cutanée (1). Si l'on ne tenait point compte de ce

---

(1) W. Prout, *Observations on the application of chemistry to physiology, pathology and practice;* Gulstonian lectures (London med. gazette, 1831).

dernier ordre de faits, on risquerait d'établir une doctrine incomplète, on s'exposerait à de graves mécomptes. Que maintenant l'on

Dumas et Cahours, *Sur la Nutrition* (Comptes rendus de l'Acad. des sciences, 1831).

Georges Owen Rees, *On the presence of urea in the blood* (London med. gazette, 1833).

Denis (de Commercy), *Conversion de la fibrine en albumine* (Comptes rendus de l'Acad. des sciences, 1839). — *Essai sur l'application de la chimie à l'étude physiologique du sang de l'homme,* etc. 1 vol. in-8°; Paris, 1838.

Franz Simon, *Physiologische und pathologische Anthropochemie ;* Berlin, 1842.

Justus Liebig, *Die organische Chemie in ihrer Anwendung auf Physiologie und Pathologie ;* Braunschweig, 1842. — *Lettres sur la chimie considérée dans ses applications,* traduction de G.-W. Bichon. 1 vol. in-12; Paris, 1845. *Passim,* et surtout 19e lettre. — *Nouvelles lettres sur la chimie considérée dans ses applications,* 32e et 34e lettres, traduction de Ch. Gerhard. 1 vol. in-12; Paris, 1852.

Bouchardat et Sandras, *Recherches sur la digestion* (Comptes rendus de l'Acad. des sciences, 1842).

G.-J. Mulder, *Versuch einer allgemeinen physiologischen Chemie, Aus dem Holländischen,* von Jacq. Moleschott. In-4°; Heidelberg, 1845.

W.-B. Carpenter, *Principles of human physiology.* 1 vol. in-8°, 2e édit.; London, 1845.

Donders, *Der Stoffwechsel als die Quelle der Eigenwärme bei Pflanzen und Thieren* (Eine physiologische-chemische Abhandlung; Wiesbaden, 1847).

Gorup-Besanez, *Zur pathologischen Chemie und Histologie* (Griesinger's Arch., Bd. VIII; 1849).

Lehmann, *Lehrbuch der physiologischen Chemie,* Zweite Auflage; Leipzig, 1850.

Ch. Robin et Verdeil, *Traité de chimie anatomique et physiologique, normale et pathologique.* 3 vol. in-8°; Paris, 1853.

Clément, d'Alfort, *Analyses du sang faites dans le but d'étudier les fonctions de la respiration et de la circulation* (Comptes rendus de l'Acad. des sciences, 1850-1852).

Mialhe, *Mém. sur la digestion et l'assimilation des matières albuminoïdes* (Comptes rendus de l'Acad. des sciences, 1846). — *Chimie appliquée à la physiologie et à la thérapeutique.* 1 vol. in-8°; Paris, 1856.

admette avec M. Dumas (1), Lehmann (2), Frerichs (3), Bidder et
Schmidt (4), que la formation de l'urée a lieu dans le sang même, et
surtout aux dépens des aliments ; que l'on pense au contraire, avec
Liebig (5) et Bischoff (6), qu'elle se produit dans l'intimité des tissus,
et uniquement aux dépens des produits de désassimilation, que l'on
donne à tous ces phénomènes le nom d'*oxydation*, de *combustion*
(Liebig), ou celui de *catalyse isomérique* ou *dédoublante* (Ch. Robin),
peu importe ; les faits fondamentaux de l'histoire des principes azotés n'en sont pas moins ceux que nous venons de rappeler, et ils
doivent être sans cesse présents à l'esprit de quiconque veut se faire
une juste idée des sécrétions, et de la sécrétion urinaire en particulier.

Celle-ci, en effet, doit être considérée au point de vue physiologique comme procédant de deux sources très-distinctes, savoir :
1° des aliments solides ou liquides introduits dans l'estomac ; 2° des
matériaux qui dérivent de la désorganisation des tissus, et qui, ayant
rempli le rôle pour lequel ils avaient été introduits dans l'économie,
doivent être éliminés par suite des transmutations continuelles de
l'organisme. Et si ces assertions avaient encore aujourd'hui besoin

---

Mialhe et Pressat, *État physiologique de l'albumine dans l'économie* (Comptes
rendus de l'Acad. des sciences, 1857).

J. Moleschott, *Theoretische und praktische Beiträge zür Diätetik* (Wiener medi-
zinische Wochenschrift, 1859).

(1) *Loc. cit.*

(2) *Loc. cit.*

(3) *Loc. cit.*

(4) *Die Verdauungssäfte und der Stoffwechsel* (Eine physiologisch-chemische
Untersuchung, von D^r Fr. Bidder und Dr C. Schmidt, professoren in Dorpat.
1 vol. in-8° ; Mitau und Leipzig, 1852).

(5) *Loc. cit.*

(6) *Der Harnstoff als Maas des Stoffwechsels,* von Dr J.-L.-W. Bischoff, prof.
n Giessen. 1 vol. in-8° ; Giessen, 1853.

d'une démonstration, il nous suffirait de rappeler l'influence presque immédiate des boissons prises en excès, les expériences célèbres de Lehmann, dans lesquelles il a constaté sur lui-même une relation directe entre la quantité d'urée excrétée en vingt-quatre heures et la proportion plus ou moins grande des matières azotées ingérées, celle de M. le professeur Würtz, qui a constaté la présence de l'urée dans le chyle; nous pourrions également montrer avec quelle rapidité cette sécrétion est modifiée par les moindres changements survenus dans les phénomènes interstitiels, en rappelant cette autre expérience de Lehmann citée par Le Canu, dans laquelle il a vu la substitution d'un exercice musculaire violent à un mouvement modéré porter la quantité d'urée de $32\,^1/_2$ parties à $45\,^1/_3$, expérience que notre excellent maître, M. le professeur Natalis Guillot, nous a dit avoir répétée plusieurs fois, et, d'autre part, l'augmentation rapide de cette même substance et de l'acide urique au début des maladies aiguës nous permettrait de saisir l'effet des phénomènes de désassimilation, dégagés de toute influence d'alimentation (1).

Nous n'insisterons pas davantage sur un point qui n'est aujour-

---

(1) Lehmann, *Untersuchungen*, etc.; *Journal für praktische Chemie*, Band XXV, Seite 1 und ferner. Schmidt's Journal, 1843.

Würtz, *Sur la Présence de l'urée dans le chyle et dans la lymphe* (Comptes rendus de l'Acad. des sciences, 1859).

Le Canu, *Journal de pharmacie*, t. XXV.

Prout, *loc cit.*, et postérieurement *On the nature and treatment of stomach and renal diseases, being an inquiry, into the connexion of diabetes, calculus and other affections of the kidney and bladder with indigestion.* 1 vol. in-8°, 5e édit.; London, 1848.

Copland, *A Dictionary of practical medicine;* London, 1858.—Art. *Urine*, t. III, p. 1199.

Wöhler und Frerichs, *Ueber die Veränderungen welche organische Stoffe bei ihrem Übergange in den Harn erleiden* (Liebig's Annalen, 1848, Band LXV, S. 335).

Vierordt, *Physik des organischen Stoffwechsels* (Griesinger's Sechswochenschrift, 1848, S. 272).

d'hui l'objet d'aucune controverse; nous nous bornerons à faire remarquer que la production régulière d'une urine également régulière et normale exige le concours d'une série de conditions dont les principales sont : une digestion convenable; la réparation du sang et de la lymphe selon les lois physiologiques; le libre exercice des fonctions de la peau, du foie, de tous les organes sécréteurs en un mot; l'accomplissement facile des fonctions respiratoires; le maintien des phénomènes de désassimilation à un degré normal, en juste proportion avec la réparation alimentaire.

C'est d'après ces données incontestables, c'est en prenant pour point de départ ces notions définitivement acquises à la physiologie, que nous essaierons de démontrer la proposition que nous avons émise plus haut. Dans ce but, nous croyons devoir diviser tous les faits d'albuminurie en deux classes : dans la première, nous ferons rentrer tous ces cas connus sous les noms d'*albuminurie passagère*, de *maladie de Bright aiguë,* qui ont ce caractère commun de se développer, la plupart du temps, dans le cours ou durant la convalescence d'une autre maladie, de sorte que le médecin, assistant le plus souvent au début de l'affection, et saisissant le phénomène dans son apparition initiale, peut en suivre plus aisément et plus sûrement l'évolution ultérieure. Dans la seconde classe, nous comprendrons les cas auxquels on a donné le nom de *maladie de Bright chronique* ou *proprement dite,* cas souvent complexes, souvent difficiles à interpréter, parce qu'aux difficultés inhérentes au sujet lui-même, vient s'ajouter ordinairement l'absence de renseignements suffisants sur la date et le mode de début de l'affection; le malade, en effet, ne vient s'adresser au médecin que lorsqu'il s'aperçoit d'un œdème de la face ou des membres, alors que son albuminurie remonte peut-être déjà à plusieurs mois, pour ne pas dire plusieurs années en arrière. Nous espérons toutefois que la connaissance du processus pathogénique des faits du premier groupe nous facilitera l'intelligence de ceux du second; ces deux ordres de cas ne différant selon nous que par l'âge, et partant par la gravité.

En tête de notre première classe, nous plaçons l'albuminurie consécutive à la scarlatine; par leur fréquence, par leur gravité trop souvent funeste, et surtout par la facilité avec laquelle on peut en suivre ordinairement le mode de développement, ces faits méritent à bon droit d'être choisis pour types, et nous sommes d'autant plus autorisé à nous en occuper tout d'abord, qu'ils ont servi de base à l'établissement de la doctrine que nous combattons, à savoir : l'hyperémie et la desquamation rénales primitives.

Or que nous enseignent à ce sujet les représentants de cette opinion? Il est aisé de le résumer en peu de mots, les dissidences ne portant ici que sur des points secondaires. Si en effet nous pouvons voir Begbie (1) et Newbigging (2) soutenir que l'albuminurie survient dans tous les cas, tandis que Catchart Lees (3), Alexander (4), Benjamin Bell (5), Willington Clark (6), et la plupart des auteurs français, enseignent que cette complication se montre dans une proportion bien plus restreinte; si, à côté de Begbie (7), avançant que la desquamation rénale est un symptôme essentiel et constant de la

---

(1) *On temporary albuminuria, more particulary, as occurring in the course of certain febrile or other acute diseases,* by S. Warburton Beggie (The Monthly journal, 1852, p. 321).

(2) *Notes on scarlatina,* by Patrick Newbigging (The Monthly journal, 1849, p. 1046).

(3) *Cases and observations on the dropsy following scarlet fever in children,* by Catchart Lees (The Dublin journal of medical science, 1843, p. 232).

(4) *Contributions to pathology, Scarlatina,* by John Alexander (London med. gazette, 1833, p. 699).

(5) *On account of scarlet fever as it appeared in George Watson's hospital, Edinburgh, during the spring of* 1851, by Benjamin Bell (The Monthly journal, 1851, p. 116).

(6) *Nature and treatment of scarlatina,* by Willington Clark (London med. gazette, 1840, p. 594).

(7) *Loc. cit.*

scarlatine au même titre que la desquamation cutanée, nous voyons Johnson (1) et Todd (2) invoquer l'existence d'un poison morbide (*the poison of scarlatina*), tandis que Tripe (3), Basham (4) et Clemens (5), admettent simplement une congestion active produite par l'action supplémentaire que le rein doit exercer ; il n'en est pas moins vrai que le plus parfait accord règne sur les points fondamentaux, et que la doctrine peut être formulée ainsi : Par suite de l'abolition subite des fonctions de la peau causée par l'impression du froid ou de l'humidité, il se produit une congestion active des reins ; sous l'influence de cette congestion, les cellules épithéliales, qu'elles soient devenues granuleuses ou non, tombent en plus ou moins grande quantité : dès lors l'albumine se montre dans l'urine, et toutes les conséquences possibles de ce phénomène anormal peuvent se présenter à l'observation.

Pour qu'une telle interprétation des faits puisse être admise sans contestation et d'une façon absolue, deux conditions sont nécessaires, *indispensables*. Il faut que chez tous les malades atteints d'albuminurie scarlatineuse, on constate dans l'urine, pendant la vie, la présence de l'épithélium rénal, et après la mort, l'existence d'une desquamation des tubuli et d'une congestion générale de l'organe. Il faut en outre, et ceci est une conséquence immédiate de la théorie, il faut que la congestion rénale et la chute des cellules épithé-

---

(1) *On the diseases of the kidney*, p. 70. 1 vol. in-8° ; London, 1852.

(2) *Clinical lectures on certain diseases of the urinary organs and on dropsies.* 1 vol. in-12 ; London, 1857.

(3) *Scarlatinal dropsy*, by John W. Tripe (The British and foreign medico-chirurgical review, 1854, p. 224).

(4) *On dropsy connected with disease of the kidney (morbus Brightii) and on some other diseases of those organs associated with albuminous and purulent urine*, by R.-W. Basham, M.-D., F. R. C. 1 vol. in-8° ; London, 1858.

(5) *Ueber das Scharlachfieber und dessen Behandlung*, von Dr A. Clemens (Journal für Kinderkrankheiten, 1860, p. 1).

liales ne puissent se produire sans entraîner avec elles l'albuminurie. Examinons donc, avant toute autre discussion, si les faits viennent répondre à ces deux exigences.

Pour nous mettre à l'abri de toute objection, nous passerons condamnation quant aux observations d'Elliotson, de Gregory, de Kennedy, que nous avons rappelées plus haut ; on les a annihilées en leur reprochant de n'avoir pas été accompagnées de l'examen microscopique. Peut-être bien a-t-on trop oublié dans ce cas que si l'instrument grossissant est nécessaire pour apprécier les modifications de l'épithélium, il ne l'est point du tout pour juger de la présence ou de l'absence d'une congestion sanguine ; mais n'importe, malgré toute la valeur que ces faits conservent à nos yeux, nous ne nous en servirons point ici. Mais il en est d'autres dans lesquels toutes les investigations désirables ont été faites par les hommes les plus compétents, et qui n'ont point répondu à la doctrine anatomique. Quant à ceux-là, nous nous en emparons, et nous leur accordons une valeur absolue, quel qu'en soit d'ailleurs le nombre. Car il ne s'agit point ici, il faut bien le remarquer, d'une question de fréquence ou de proportion relatives ; il s'agit d'une succession de phénomènes dont chacun doit forcément entraîner le suivant avec toute la constance, toute l'invariabilité des déductions mathématiques, sous peine de voir crouler tout l'édifice ; et, pour nous en tenir à notre première question, s'il est vrai que l'albuminurie reconnaisse pour condition *sine qua non,* pour *cause instrumentale* en un mot, une congestion rénale et ses suites immédiates, la conséquence est forcée, il faut qu'on observe ces modifications anatomiques toutes les fois que l'albumine se montre dans l'urine. Un seul fait exceptionnel a ici autant de poids qu'un grand nombre. Mais nous n'en sommes point réduit à cette extrémité. B. Bell (1) déclare que d'après ses recherches il ne peut admettre de liaison constante entre l'albuminurie

____

(1) *Loc. cit.*

et la chute de l'épithélium. Wilks (1), qui remplaça Bright dans la
rédaction des *Guy's hospital reports,* et dont le mémoire tout entier
est fondé sur l'observation microscopique, repousse l'idée de la congestion et de la desquamation épithéliale, comme causes de l'albuminurie scarlatineuse ; « car, dit-il, on devrait au moins trouver les
cellules dans l'urine, et dans *beaucoup de cas* je n'ai rien découvert
avec le microscope. » En conséquence il se rattache, sans préciser davantage, à l'abolition des fonctions de la peau et à un accroissement subit des fonctions du rein. — Gillespie (2) arrive, par
l'observation des faits, aux mêmes conclusions que Bell, et fait
remarquer que ces deux travaux peuvent se servir de confirmation
réciproque. Après la lecture de son mémoire devant la Société mé-
dico-chirurgicale d'Édimbourg, une discussion s'élève, et André
Wood (3) prend la parole pour dire que ce n'est point dans l'état des
reins qu'il faut chercher les causes de l'albuminurie de la scarlatine,
et des différences qu'elle présente dans les diverses épidémies, mais
bien plutôt dans les conditions hygiéniques des malades, et en particulier dans *l'usage prématuré d'une nourriture animale.* — Enfin
Basham (4), dont l'ouvrage repose totalement sur l'emploi du microscope, et qui écrit en tête de son livre cette phrase significative :
« Le microscope, employé comme instrument d'investigation, doit être
pour les maladies des reins ce qu'est le stéthoscope pour celles des
poumons, » est obligé de reconnaître pourtant que l'albumine peut se
montrer temporairement dans l'urine dans certaines affections fé-
briles et inflammatoires, sans être accompagnée d'hydropisie ou

---

(1) *Cases of Bright's disease with remarks,* by Samuel Wilks (Guy's hospital
reports, 1852, p. 232).

(2) *Analysis of the cases of scarlatina that occured in James Donaldson's hospital during the autumn of* 1852, *with some remarks on the present state of our
knowledge on that disease,* by J.-D. Gillespie (The Monthly journal, 1853,
p. 213).

(3) *The Montlhy journal,* eodem loco.

(4) *Loc. cit.,* p. 193.

d'aucune matière provenant des tubes urinifères; elle doit être re-gardée alors comme un trouble fonctionnel de l'excrétion rénale, in-dépendant de tout changement de structure; et il ajoute : « C'est là un fait que nous devons nous contenter d'accepter, et dont nous ne sommes point capables de donner l'explication. »

Tels sont les résultats des recherches que nous avons faites sur ce point spécial. Ils sont peu nombreux sans doute; ils le seraient davantage si nous n'avions pris soin d'écarter un certain nombre de faits postérieurs, il est vrai, à l'application du microscope à l'é-tude des lésions rénales, mais à propos desquels on n'a point noté d'une façon spéciale que l'examen microscopique des urines ou des organes eût été pratiqué. Tels qu'ils sont d'ailleurs, ces résultats nous suffisent pour établir qu'il n'y a pas une relation constante entre l'albuminurie de la scarlatine et les changements anatomi-ques qui en sont présentés comme la condition essentielle; d'où résulte que lorsque ces divers phénomènes se trouvent coïncider chez le même malade, on n'est point autorisé à ériger en loi l'in-fluence prépondérante et primitive des derniers.

Voyons maintenant si la théorie que nous discutons répond plus heureusement à la seconde condition qui lui est imposée; exami-nons si le trouble fonctionnel succède régulièrement à la chute de l'épithélium ou à la congestion rénale, et vient ainsi constamment répondre aux besoins de la cause.

Eh bien! ici encore la doctrine est en défaut, et quoique les exemples soient moins nombreux pour les lésions récentes et primordiales que pour les altérations anciennes plus avancées, il en est cependant quelques-uns avec lesquels il faut sérieusement compter.

Le professeur Bennett (1) prit un jour pour sujet d'une de ses

---

(1) *Clinical medicine, Eruptive fevers,* by prof. Hughes Bennett (The Monthly journal, 1852, p. 405).

leçons cliniques un malade convalescent de scarlatine, dans l'urine duquel on put constater des cellules épithéliales provenant des tubuli et des cylindres moulés sur eux (*casts*), sans que la chaleur ou l'acide nitrique pût y révéler la présence de l'albumine. Le même auteur publia plus tard (1) deux autres cas tout à fait analogues. B. Bell (2) fait remarquer qu'il n'a pas trouvé toujours l'urine albumineuse, alors qu'elle contenait de l'épithélium, et il rapporte entre autres un cas dans lequel l'urine était chargée (*loaded*) de cellules, mais n'était pas même rendue opalescente par la chaleur ou l'acide azotique. Gillespie (3), de son côté, s'élève fortement contre l'importance exagérée accordée à cet état des tubuli, et il fait observer, comme nous-même, que si c'était là tout ce qui est nécessaire pour produire l'albuminurie (*all that is necessary to give rise to albuminuria*), on devrait l'observer toutes les fois qu'une grande quantité de cellules est découverte dans l'urine, ce qui, ajoute-t-il, n'a point été vérifié par les pathologistes modernes. Il est aisé de concevoir pourquoi les faits de ce genre sont rares, pourquoi nous n'en avons trouvé qu'un petit nombre offrant toute la précision désirable : lorsqu'en effet l'examen chimique de l'urine n'y a pas démontré d'albumine, il n'est point ordinaire qu'on en fasse l'examen microscopique; c'est à cette raison seule, et non point à un caractère exceptionnel, qu'il faut rapporter, selon nous, la rareté relative de ces cas. Ceux que l'on constate n'en sont que plus significatifs. Mais nous pouvons d'ailleurs recourir à des considérations d'un autre ordre pour ajouter un nouveau poids à notre argumentation.

---

(1) *Clinical lectures on the principles and practice of medicine,* by John Hughes Bennett, M.-D., F. R. S. E. 1 vol. in-8º, 3e édit., p. 934 et 936; Edinburgh, 1859.

(2) *Loc. cit.*

(3) *Loc. cit.*

La desquamation des tubuli n'est point un fait rare, même en dehors de la scarlatine et de toute albuminurie ; l'épithélium rénal, comme toutes les productions analogues, est soumis à un renouvellement continuel par suite duquel de jeunes cellules viennent incessamment remplacer les anciennes. Ce mouvement peut être apprécié par la présence dans l'urine des cellules détachées, surtout dans le cours et au déclin des maladies aiguës, époque à laquelle les mutations organiques se font remarquer par leur rapidité. Dans tous ces cas, par conséquent, nous devrions voir l'albumine apparaître dans l'urine. Or chacun sait qu'il n'en est rien. Johnson (1), il est vrai, prévoyant peut-être cette objection qui l'atteignait d'autant plus directement que pour lui la chute de l'épithélium tient la première place dans l'évolution morbide qui préside à l'albuminurie, et que la congestion rénale ne vient qu'en seconde ligne, Johnson, disons-nous, avait soin de déclarer que l'on ne trouve jamais dans l'urine saine les cellules glandulaires du rein, ni même des débris de l'épithélium rénal, que les seuls objets microscopiques que l'on y constate sont les cellules épithéliales pavimenteuses de la vessie et de l'urèthre, et qu'en conséquence la présence de l'épithélium des tubuli dans l'urine est une preuve évidente, irrécusable, d'une affection de l'organe sécréteur. Puis, comme il faut bien qu'il tienne compte du renouvellement physiologique que nous avons mentionné, il admet que les vieilles cellules se liquéfient avant de passer dans l'urine. Plusieurs points veulent être examinés ici. L'auteur anglais ne parlant que de l'urine saine, notre objection subsiste intacte pour l'urine des maladies aiguës, ce qui détruit son assertion au sujet d'une relation invariable entre la présence de l'épithélium rénal dans le liquide excrété et l'albuminurie. Nous venons d'ailleurs de citer des cas qui ruinent cette manière de voir. Mais, en outre, Johnson est le seul, croyons-nous, à prétendre que

(1) *Loc. cit.,* p. 58.

l'urine normale ne contient point de cellules rénales. Les auteurs que nous avons cités plus haut s'expriment tous de la même façon lorsqu'ils parlent d'une urine pathologique : elle contient, disent-ils, une *plus grande* quantité de cellules qu'à l'état normal. C'est encore dans le même sens qu'en parle Maclagan (1), et l'on peut enfin consulter sur ce sujet, surtout au point de vue des maladies aiguës, un travail remarquable de Helfft (2). Ce n'est pas tout : le raisonnement que nous incriminons renferme quelques inexactitudes anatomiques qui lui ôtent toute valeur. L'épithélium des glomérules de Malpighi ne diffère du revêtement à cellules polygonales stratifiées des tubes urinifères que parce que ses éléments sont plus petits et moins distincts (3); les cellules vibratiles découvertes par Bowman (4) sur la grenouille, constatées par Kölliker (5) sur plusieurs espèces de poissons et dans les reins des embryons de lézard, n'ont pas encore été rencontrées ni chez l'homme ni chez aucun mammifère: l'uretère a un épithélium stratifié dont les cellules superficielles sont également polygonales et à noyau; il en est de même du revêtement de la vessie; enfin celui de l'urèthre n'est pavimenteux que dans la fosse naviculaire, partout ailleurs il est cylindrique (6). Donc les distinctions posées par Johnson ne sont point admissibles, l'opposition qu'il cherche à établir entre les pavés épi-

---

(1) *Case of hysteria with albumen and subsequently xanthic oxide in the urine*, by Douglas Maclagan (The Monthly journal, 1851, p. 121).

(2) *De Desquamatione epidermidis atque epithelii*, dissertatio inauguralis: Berolini, 1842.

(3) *Éléments d'histologie humaine*, par Kölliker; traduct. de MM. J. Béclard et Sée, p. 337. 1 vol. in-8°; Paris, 1856.

(4) *On the structure and use of the malpighian bodies of the kidney*, by Bowman (Philosophical transactions, 1842).

(5) *Ueber Flimmerbewegungen in den Primordialnieren*, von Kölliker (Müller's Archiv., 1845).

(6) Kölliker, ouvr. cité, p. 543 et 566.

théliaux de l'urèthre, de la vessie, et les cellules des tubuli, repose sur une donnée anatomique pour le moins contestable. Pour nous, nous conformant à l'opinion de la généralité des anatomistes, opinion basée sur un fait physiologique réel, nous admettons qu'il se produit dans le rein comme partout ailleurs un renouvellement constant de l'épithélium, que ces cellules peuvent se rencontrer dans l'urine dans une foule de circonstances différentes, sans que pour cela l'examen chimique y révèle toujours, comme conséquence nécessaire, la présence de l'albumine.

Aurons-nous besoin d'insister longuement sur un autre fait non moins irrécusable, la fréquence de la congestion rénale dans beaucoup de cas où le malade n'a point présenté d'albuminurie? Nous ne le pensons pas, et nous croyons qu'il serait inutile de maintenir plus longtemps la discussion sur ce terrain ; l'hyperémie des reins est un fait vulgaire soit dans les fièvres éruptives, soit dans les fièvres typhoïdes, où elle peut, dans certains cas, conduire à une véritable néphrite, soit dans plusieurs autres maladies aiguës.

Mais il y a plus. L'hyperémie rénale est, dit-on, la condition essentielle et suffisante de l'albuminurie; d'un autre côté, cette hyperémie se montre, avec tous ses caractères, dans toutes les néphrites, dont elle constitue le premier état anatomique. Dès lors il n'est pas une néphrite qui, en dehors même de toute hématurie, ne dût s'accompagner d'urine coagulable; pourtant il est notoire que ce phénomène ne se présente que dans un nombre restreint de cas (1). C'est donc, de toute nécessité, à quelque condition spéciale, peu étudiée jusqu'ici, qu'il faut demander l'explication de cette conclusion antilogique, savoir: que l'hyperémie rénale, suite de scarlatine, amène constamment l'albuminurie, tandis que l'hyperémie de la néphrite simple ne la produit qu'exceptionnellement, à moins qu'il

---

(1) Rayer, ouvr. cité, t. I, p. 303.

n'y ait hématurie. Alléguera-t-on, comme l'a fait Frerichs (1), qu'il y a une différence tranchée entre les lésions caractéristiques de ces deux états morbides, et que l'exsudation de la néphrite simple se fait en dehors des canalicules, tandis que celle de l'albuminurie aiguë a lieu dans la cavité même des tubuli? Mais ceci n'a trait évidemment qu'aux périodes ultérieures de l'affection, et non point aux phénomènes primordiaux qui seuls nous occupent en ce moment. Nous le répétons, au début l'état anatomique est identique, et cela est si vrai, que M. Rayer lui-même n'a pu parvenir à différencier les deux espèces de congestion, fait que nous avons signalé déjà et qui ressort naturellement des descriptions qu'il en donne (2); cela est si vrai, que Frerichs, qui, nous venons de le voir, s'efforce de distinguer les deux affections par leurs caractères anatomiques, ne peut y réussir pour ceux de la première période, et déclare que « l'hyperémie des reins, qui constitue le premier stade de la maladie, ne présente aucune différence essentielle avec les autres états congestifs de l'organe » (3). Aussi, dès 1846, MM. Monneret et Fleury (4) formulaient cette objection; elle a été faite de nouveau par Handfield Jones et Sieveking (5), et nous sommes vraiment surpris qu'on ne lui ait pas accordé plus d'attention. Pour nous, nous voyons là un argument sérieux contre la doctrine de la congestion primitive; il est tellement puissant à nos yeux, que, fût-il unique, il nous forcerait encore d'admettre avant l'hyperémie et au-dessus d'elle quelque chose qui la domine et la commande, autant qu'une cause domine et commande l'effet qu'elle produit.

---

(1) *Loc. cit.,* p. 165.

(2) *Loc. cit.* (comparez t. I, p. 314, et t. II, p. 99).

(3) *Loc. cit.,* p. 164.

(4) *Compendium de médecine,* t. VII, p. 344.

(5) *A Manual of pathological anatomy,* by C. Handfield Jones and Edward H. Sieveking. 1 vol. in-12; London, 1854. Article *Kidney.*

Mais, en fait, cet argument est bien loin d'être unique, et nous avons à formuler encore contre la théorie anatomique d'autres objections qui n'ont pas peu contribué à nous convaincre, et dont la valeur nous semble telle que nous comprenons à peine qu'elles n'aient point été jusqu'ici présentées.

Si l'albuminurie scarlatineuse présente dans son histoire encore bien des points en litige, il en est un toutefois sur lequel règne un accord unanime : c'est l'époque tardive de son apparition, qui est bien rarement antérieure à la fin du troisième septénaire (à partir du début de la fièvre éruptive), qui a lieu plus souvent encore à la fin du quatrième, qui, dans certains cas, a pu se faire attendre jusqu'au 40e jour et même au delà, et se produire alors qu'on pouvait à bon droit croire le malade définitivement à l'abri. Or est-ce bien à ce moment-là que se rencontrent réunies les conditions les plus favorables à la production d'une hyperémie rénale? Nous ne le croyons point. Il y a lieu de distinguer ici deux sortes de cas bien différents : tantôt l'albuminurie, avec ou sans anasarque, succède à un refroidissement évident, bien constaté, auquel le malade n'est ordinairement exposé qu'à l'époque de sa convalescence; il est facile d'admettre alors une congestion rénale sous l'influence du trouble des fonctions de la peau, et il y a concordance parfaite entre l'époque où agit la cause productrice des phénomènes morbides et le moment où ils se manifestent en réalité. Mais il est des cas, et ils sont si peu rares qu'il serait superflu d'en citer ici, où toutes les précautions ont été prises pour mettre le malade à l'abri du plus léger refroidissement, des cas où il est impossible, en un mot, d'admettre l'action de cette cause, et néanmoins l'on voit l'albuminurie se produire à l'époque ordinaire. Que devient alors la théorie de l'hyperémie rénale par suppression subite des fonctions de la peau sous l'influence du froid? Ne pouvant invoquer l'action si puissante de la température extérieure, qui lui fait ici défaut, elle se jette dans les explications hypothétiques, et met en avant une prolongation insolite de la période de desquamation, qui a pour effet d'abolir

.pendant un temps plus long l'action de la surface cutanée, et elle arrive ainsi à expliquer cette fois encore l'inévitable congestion rénale que Simon (1) appelait déjà « la plus vague de toutes les vagues hypothèses » (*the vaguest of all the vague records*). Par malheur, il y a ici un écueil auquel on n'a pas pris garde. Une fois l'influence du froid mise de côté, il devient impossible de justifier l'apparition de l'hyperémie rénale à l'époque de la desquamation épidermique. Ce n'est point alors, en effet, que les fonctions de la peau sont le plus troublées : elles le sont bien autrement et d'une façon bien autrement persistante au premier et au second septénaire, alors que l'éruption est dans toute son intensité, et que, s'inscrivant à la fois sur la peau et sur une partie des muqueuses, elle en annihile totalement l'action physiologique. Cette action de la peau est encore bien autrement abolie *au début* de ces scarlatines anormales, dans lesquelles l'éruption ne peut se faire par suite de congestions internes multiples, dans lesquelles l'*ardeur* et la *sécheresse* de la peau appellent, pour ainsi dire, l'intervention de moyens hydrothérapiques puissants, dont l'unique but est précisément de réveiller la vitalité du tégument externe, et de dissiper, par une perturbation subite, les congestions viscérales. Eh bien ! dans tous ces cas, et malgré des conditions si favorables à une hyperémie rénale, on ne voit point survenir l'albuminurie (2); on ne la voit point surtout devancer l'époque ordinaire de son apparition pour se montrer au moment où tout concourt à démontrer l'existence d'une congestion véritable, dont la production, quelque temps après, est au moins fort problématique.

---

(1) *On sub-acute inflammation of the kidney,* by John Simon, F. R. S. (Medico-chirurg. transactions, t. XXX, p. 141; 1847).

(2) C'est un fait généralement admis que l'albuminurie est plus rare dans les scarlatines graves ou malignes que dans les circonstances opposées. — Voyez, entre autres, *On malignant scarlet fever,* by James Milman Coley (London med. gazette, 1848, p. 585 et 666).

Mais arrivons maintenant aux cas où l'action du froid est incontestable, et voyons si nous ne trouverons pas encore ici la théorie en défaut. A l'exception de Johnson et de ceux qui expliquent avec lui l'hyperémie rénale par un *poison morbide* exerçant sur le rein une action irritative directe, hypothèse déjà combattue par Inman (1), à l'exception de Frerichs (2), qui regarde la congestion comme produite par une influence paralysante (*einen paralysirenden Einfluss*) agissant sur les nerfs de certains groupes de capillaires, tous les médecins sont d'accord sur le mécanisme de cette hyperémie, qu'ils conçoivent ainsi : Sous l'influence d'un refroidissement subit survenant à une époque où la peau y est sans doute plus sensible en raison des modifications profondes qu'elle vient d'éprouver, l'excrétion cutanée s'arrête, les principes aqueux (3) qui la constituent, ne

---

(1) *Examination into the doctrine of elimination*, by Thomas Inman, physician in the Northern hospital (The Liverpool med.-chir. journal, 1857, p. 257).

(2) *Loc. cit.*, p. 160.

(3) Nous devrions nous arrêter ici sur la doctrine de M. Mialhe ; mais cette théorie, qui a laissé complétement en dehors d'elle les faits cliniques pour ne s'occuper que des phénomènes chimiques, a été tant de fois réfutée qu'elle ne doit pas nous retenir longtemps. Qu'il nous suffise de rappeler que l'albuminose de M. Mialhe n'est autre que l'*incipient albumen* de Prout et de Carpenter (*loc. cit.*); que l'albumine modifiée du chimiste français a été signalée par les mêmes auteurs, bien qu'ils ne lui aient pas donné de nom spécial; que l'idée de l'accumulation d'eau dans le sang appartient à George Owen Rees (*loc. cit.*); que l'état moléculaire particulier offert par l'albumine de l'urine, dans certains cas, a été indiqué déjà par Bostock (*Lettres insérées à la suite du premier travail de Bright*, 1827); que l'identité entre l'albumine de l'œuf et celle du sang, sur laquelle s'appuie M. Mialhe, est niée par M. le professeur Würtz (*Archives générales de médecine*, 1850) et par MM. Robin et Verdeil (*loc. cit.*, t. III, p. 303); que ces derniers auteurs (*loc. cit.*, p. 295) admettent que l'albumine du sang peut transsuder à travers des membranes intactes, ce qui sape par sa base la théorie purement chimique dont il s'agit; et cela fait, nous verrons qu'il ne reste, pour étayer cette doctrine, que l'oubli complet du *malade* et l'assimilation insoutenable de la

trouvant plus une libre issue, restent accumulés dans le sang ; de là augmentation de pression dans le système circulatoire, de là congestion des principaux viscères, et notamment des reins.

Ou nous nous abusons étrangement, ou il y a là une triple erreur.

---

membrane molle de la coque de l'œuf à la membrane des capillaires. — La différence fondamentale que M. Mialhe a voulu établir entre l'albumine de l'urine et celle du sang, différence basée sur la solubilité de la première dans un excès d'acide nitrique, ne nous paraît pas suffisamment prouvée. Il est une condition essentielle dont il ne nous semble pas avoir tenu compte, c'est la différence énorme que présentent, dans leur quantité et leur condensation, les précipités fournis par l'urine d'un albuminurique et par le sérum du sang. Cette différence dans la solubilité pourrait bien ne pas avoir d'autre cause. Voici ce que nous avons vu : si nous traitions par l'acide nitrique l'urine albumineuse, nous pouvions, dans quelques cas, redissoudre le précipité dans un excès d'acide ; dans bon nombre d'autres, la dissolution ne devenait complète que si nous portions le mélange à l'ébullition. Il y avait sans doute alors plutôt destruction que solution, mais peu importe. Toutes les fois au contraire que nous avons traité l'urine albumineuse par la chaleur d'abord, le précipité ne se dissolvait pas, même dans un excès considérable d'acide, l'ébullition était nécessaire ; mais à peine cette température était-elle atteinte que notre liqueur devenait tout à fait limpide. M. Mialhe ne peut objecter ici une différence dans l'intégrité des membranes, car l'urine du même malade était toujours soumise aux deux expériences comparatives. Nous avons alors soumis le précipité albumineux du sérum de plusieurs malades atteints d'affections aiguës à l'action successive d'un grand excès d'acide nitrique et de la chaleur portée jusqu'à l'ébullition, avec cette précaution préalable d'amener, par l'addition d'une certaine quantité d'eau distillée, le coagulum albumineux à un degré de condensation semblable à celui du précipité fourni par l'urine, et nous avons constamment obtenu, dans ces conditions, une dissolution complète. On voit à quoi se réduisent ces différences soi-disant capitales qui ont porté M. Mialhe à faire de l'albumine caséiforme une espèce particulière. Il est probable qu'il n'y a là autre chose qu'une différence de concentration ; et en tout, il ne reste qu'un seul caractère différentiel bien tranché entre l'albumine parfaite et celle dite amorphe, c'est l'impossibilité pour la première de transsuder à travers les membranes intactes, et nous avons vu que ce caractère est nié par les hommes les plus compétents.

Dans tous les cas de scarlatine, l'excrétion cutanée est arrêtée dès
le début, et déjà nous avons insisté sur ce point. On parle des produits de cette excrétion comme s'ils n'étaient composés que de principes aqueux, et Frerichs lui-même est tombé dans cette faute. Or,
sans entrer ici dans des détails minutieux de chimie, nous rappellerons que la sueur, indépendamment de l'eau et des sels minéraux,
contient de l'urée, un acide organique très-azoté (acide sudorique
de Schottin, hydrotique de Favre), et des albuminates alcalins ; ce
qui caractérise ce liquide, ce qui le rapproche de celui que sécrètent
les reins, c'est donc la présence d'une certaine quantité de matières
albuminoïdes fortement oxygénées, et ayant subi déjà dans le sang
une combustion plus ou moins avancée (1). Nous regardons ces éléments comme bien plus importants que les principes aqueux.

Enfin, en mettant la congestion rénale, et par suite l'albuminurie,
sous la dépendance de l'augmentation de l'eau dans le sang, on a
forcé l'interprétation de certaines expériences, et on en a exagéré
la portée réelle. On invoque en effet les expériences de Robinson (2),
qui produisait une congestion artificielle du rein en liant la veine
rénale, et voyait bientôt après l'albumine apparaître dans l'urine :
or les travaux du médecin anglais ont été, nous le craignons, plus

---

(1) Dr P.-A. Favre, *Analyses de la sueur* (Comptes rendus de l'Acad. des sciences,
1852). —*Recherches sur la composition chimique de la sueur chez l'homme* (Archives
gén. de méd., 1853).

E. Schottin, *Ueber die Ausscheidung von Harnstoff durch den Schweiss* (Archiv.
für physiol. Heilkunde, X, S. 469 ; 1851). — *Ueber die chemischen Bestandtheile des
Schweisses* (eodem loco, XI, S. 88 ; 1852).

(2) *An inquiry into the nature and pathology of granular disease of the kidney*, etc.
In-8° de 79 pages ; London, 1842. — *Researches into the connection existing between an unnatural degree of compression of the blood contained in the renal vessels,
and the presence of certain abnormal matters in the urine* (London. med. gazette,
1843, p. 154). — *On the pathology of Bright's disease of the kidney* (eodem loco,
1845, p 1484).

cités que lus. Il n'a jamais conclu de ses expériences à ce qui se passe chez l'homme malade; dans son dernier mémoire, au contraire, il rappelle que la ligature de la veine rénale lui a donné des résultats constants, tandis que dans d'autres cas où il se bornait à augmenter la quantité de sang de l'un des reins, congestion également artificielle, dont il constatait la réalité par le poids comparatif des deux organes, il n'a jamais pu amener d'albumine dans l'urine. « Nous ne devons pas perdre de vue, ajoute-t-il en terminant, l'immense différence qui existe entre l'obstruction *soudaine* et *complète* du seul vaisseau de retour que possède le rein, et le trouble graduel de la circulation dans des radicules veineuses qui s'anastomosent librement entre elles. »

On s'est en outre appuyé sur des expériences d'un autre ordre, dans lesquelles l'injection d'une certaine quantité d'eau dans le système veineux amenait, au bout de quelque temps, l'albumine dans l'urine (1). Ici encore les faits ne sont point comparables.

Quel rapport existe-t-il entre l'injection en une seule fois de 1 litre 35 centilitres d'eau dans la veine crurale d'un chien, et la répartition successive, égale et fractionnée dans tout le système circulatoire, de l'eau qui devait être excrétée par la surface tégumentaire? Personne ne serait tenté, croyons-nous, de défendre une semblable analogie.

Résumons : l'albuminurie, trouble fonctionnel, peut exister sans aucune modification de l'organe sécréteur, les faits cités plus haut le prouvent; les changements anatomiques des reins peuvent se produire sans entraîner l'albuminurie, l'hyperémie rénale étant un état commun à toutes les néphrites et à beaucoup de maladies aiguës où l'on ne constate point ce phénomène; celui-ci se montre dans la scarlatine à une époque qui est loin de correspondre toujours à celle

---

(1) *Untersuchungen ueber den Uebergang von Stoffen aus dem Blute in die Galle,* von Dr Mosler. 1 vol. in-8°; Giessen, 1857.

du maximum d'intensité de la congestion du rein ; enfin l'explication admise pour comprendre le mécanisme de cette congestion repose sur des données chimiques incomplètes, sur l'interprétation erronée de quelques expériences, et sur une analogie inacceptable entre ces expériences et l'état pathologique.

Il faudrait en vérité être bien exigeant pour ne pas se contenter de telles raisons. Nous les trouvons suffisantes et au delà, pour nous justifier de chercher ailleurs le mode de production d'un phénomène dont aucune doctrine ne peut donner une explication à la fois absolue et générale. Et maintenant, voici comment nous en concevons l'évolution dans le cas qui nous sert de type : Sous l'influence du refroidissement auquel s'expose un malade convalescent de scarlatine, les fonctions de la peau, déjà plus ou moins rétablies, se suppriment de nouveau ; les matières albuminoïdes, incomplétement transformées, qui constituent le principe essentiel des produits cutanés, privées de leur voie d'excrétion normale, sont éliminées par le rein, dont l'action compensatrice de celle de la peau est suffisamment connue ; c'est alors que la chaleur et l'acide nitrique révèlent dans l'urine la présence des composés albuminoïdes, et notamment des albuminates alcalins, c'est alors, pour employer l'expression consacrée, que l'urine est albumineuse. Mais bientôt se fait sentir l'influence de ces éléments nouveaux qui constituent véritablement pour les parties sécrétantes du rein un plasma anormal : les cellules épithéliales s'altèrent et tombent ; puis, en raison même de l'élimination supplémentaire qui lui est dévolue, la sécrétion urinaire ne se fait plus avec toute la rapidité physiologique ; la circulation du sang en est ralentie d'abord dans les capillaires du plus petit diamètre ; puis, de proche en proche, dans tous les vaisseaux de l'organe (1) ; ainsi s'établit une *hyperémie secondaire* qui débute le

----

(1) Notre opinion sur le mode de production de la congestion rénale est analogue à celle qui a été soutenue par Johnson ; mais nous nous éloignons com-

plus ordinairement dans cette partie du système veineux auquel Bowman (1) a donné le nom de *système porte rénal.*

Nous avons maintenant à traiter plusieurs questions accessoires, dont les solutions seront, nous l'espérons, autant de preuves à l'appui de notre opinion. Et d'abord, pourquoi l'albuminurie ne se montre-t-elle qu'à l'époque de la desquamation, puisque longtemps avant, comme nous l'avons dit nous-même, les fonctions de la peau sont abolies ? La physiologie va nous répondre : c'est qu'à ce moment le mouvement nutritif, lui aussi, est aboli non-seulement dans ses phénomènes d'assimilation, puisque le malade ne mange pas, mais aussi dans ses phénomènes de désassimilation. Nous ne pouvons affirmer d'un façon absolue que ces derniers soient suspendus complétement ; toujours est-il qu'ils sont considérablement diminués, ainsi que cela a lieu dans la période ascensionnelle de toutes les maladies aiguës. Pour n'en citer qu'une preuve, dont chacun a pu constater la réalité, nous rappellerons la facilité avec laquelle les malades supportent l'abstinence, dans les deux ou trois premiers septénaires de la fièvre typhoïde, alors que tout mouvement nutritif est arrêté, et l'amaigrissement rapide et considérable qu'ils subissent au début de la convalescence, lorsque les phénomènes de combustion interstitielle reprennent, au contraire, une activité supérieure à la limite normale; tandis qu'en raison d'une longue abstinence antérieure, on ne peut leur donner qu'une alimentation insuffisante, qui ne leur permet point de réparer leurs pertes. C'est même là, selon nous, un des meilleurs arguments en faveur de l'alimentation précoce dans cette maladie. Les choses étant

---

plétement de lui quant au fait principal, c'est-à-dire l'albuminurie. Pour lui, en effet, elle ne peut avoir lieu que lorsque le poison morbide, par son action irritative directe, a fait tomber l'épithélium ; elle est donc toujours postérieure à la desquamation. Nous avons prouvé que cela ne peut se soutenir.

(1) *Loc. cit.*

ainsi, on conçoit sans peine que l'albuminurie ne se produise pas à une époque où les fonctions de la peau sont arrêtées, c'est vrai, mais où la nutrition est suspendue également dans ses deux ordres de phénomènes, de sorte qu'il ne saurait y avoir dans le sang accumulation de matériaux excrémentitiels ; ceux-ci, par contre, y sont retenus, lorsqu'au moment de la convalescence, les phénomènes nutritifs reprennent leur marche habituelle, et que l'excrétion cutanée, soudainement empêchée, rend nécessaire, nous dirions fatale, une sécrétion supplémentaire.

Mais, dira-t-on, s'il n'y a pas de refroidissement antérieur? Des considérations du même ordre vont nous permettre de résoudre encore cette difficulté. L'effet est plus lent à se produire peut-être, mais les causes en demeurent les mêmes. S'il est vrai qu'à la période de desquamation, la peau est déjà un peu plus près de son état normal que pendant la période d'éruption, il est incontestable aussi qu'elle n'a pas encore recouvré tous ses caractères physiologiques; la rareté des sueurs à cette époque, à moins qu'on ne les excite artificiellement, opposée à leur abondance et à leur facilité une fois la desquamation complétement achevée, le démontre assez. On peut admettre par conséquent, sans entrer en aucune façon dans le domaine de l'hypothèse, que son activité fonctionnelle est encore loin, à ce moment, d'être remontée à son niveau habituel. Deux éléments se rencontrent ici pour produire le phénomène morbide. Nous avons affaire à un convalescent, et la transformation des matières albuminoïdes peut être entravée par un trouble persistant des organes digestifs; l'absorption intestinale s'exerçant sur des produits imparfaitement élaborés, il peut en résulter un défaut d'assimilation de l'albumine soit dans les globules du sang, soit dans le sérum; ou bien elle ne peut se convertir en fibrine pour réparer les pertes organiques; ou bien elle ne subit point la série complète de transformations qui doit la conduire à l'état d'acide urique ou d'urée, car la peau, ne l'oublions pas, agit à la fois comme organe d'hématose et comme organe d'excrétion: en un mot, les phénomènes d'assimilation peuvent être modifiés par l'une des nombreuses causes que nous venons d'énumérer, et comme les phénomènes rétrogrades le sont certainement en raison de l'état fonctionnel insuffisant de la peau, le résultat ne doit point nous étonner : l'albuminurie qui survient en dehors de tout refroidissement reconnaît également pour cause un trouble de la nutrition, et si elle se prolonge, elle exercera sur le rein une action en tous points identique à la précédente.

Quelque puissant que soit l'appui fourni sur ces considérations à notre manière de voir, nous ne voulons point nous arrêter ici, et nous avons à cœur de prévenir quelques objections qui pourraient lui être faites. Frerichs (1), raisonnant à un autre point de vue (car il cherche à montrer que la congestion rénale ne peut être produite par la rétention dans le sang des matériaux de l'excrétion cutanée), avance qu'après l'arrêt des fonctions de la peau, la chimie n'a révélé dans le sang aucun principe anormal, et qu'ainsi il ne peut en admettre l'existence. Mais d'abord l'auteur allemand ne considère guère dans les produits cutanés que les principes aqueux, et c'est à peine s'il consent à y reconnaître quelques matières inconnues (*etwaige unbekannte Stoffe*) ; il lui manque donc un des éléments les plus importants du problème. De plus, l'argument qu'il tire de l'inanité des recherches chimiques à cet égard n'est point de nature à nous émouvoir, et cela pour deux raisons : il est prouvé (2) que la surface cutanée, dans son action physiologique, doit donner issue à une certaine quantité de matières albuminoïdes ; il est prouvé que, si cette fonction est supprimée, ces matières ne peuvent plus trouver par cette voie une libre sortie ; il est donc établi, par là même, qu'elles doivent demeurer dans le système circulatoire jusqu'à ce qu'un autre organe les ait éliminées ; si les procédés chimiques ne

---

(1) *Loc. cit.*, p. 153.

(2) Voir plus haut la composition de la sueur, p. 57.

les révèlent pas dans le sang, nous n'en concluons point qu'elles n'y existent pas, puisque la certitude de leur présence est, d'autre part, rigoureusement démontrée, nous en concluons simplement que les recherches de la chimie organique sont impuissantes à résoudre certaines questions. Et d'ailleurs, il importe de le rappeler ici, l'histoire chimique de l'albumine animale, malgré tous les travaux dont elle a été l'objet, constitue un des points les moins avancés de la science. Nous connaissons le point de départ, c'est l'albuminose absorbée dans l'intestin ; nous connaissons le point d'arrivée, c'est la réparation de l'albumine du sang et de la fibrine des différents tissus, mais les anneaux intermédiaires de cette chaîne, que notre esprit conçoit être continue, échappent complétement à l'investigation directe. Qui a jamais saisi au passage les modifications qu'éprouve l'albumine pour passer à l'état de fibrine? qui a jamais étudié *de visu* les différents états que présente cette substance avant d'être éliminée sous forme d'acide urique ou d'urée? qui a jamais constaté l'état des molécules albumineuses en transformations rétrogrades que la combustion interstitielle jette à chaque instant dans le sang? qui a pu enfin constater par ses yeux les phases transformatrices par lesquelles passe l'albuminose pour arriver à l'état plus avancé qui constitue l'albumine des globules ou du sérum? Personne assurément. Et du reste, toute l'albumine animale que nous étudions, jusques et y compris l'albumine de l'œuf qu'une conception fâcheuse a tenté d'assimiler à celle du sang, n'est que de l'albumine *morte*, et partant singulièrement modifiée ; il est impossible de conclure de l'état fixe et constant sous lequel nous la contemplons dans nos opérations artificielles, à l'état changeant et mobile qui la caractérise, lorsque sous l'influence de la vie et des mouvements qui en dépendent, elle passe par une série de modifications incessantes, que leur rapidité, leur instabilité même, nous empêcheront toujours de saisir. Ne demandons point à la chimie plus qu'elle ne peut donner ; elle nous permet de constater la présence de l'albumine dans le sang normal, dans l'urine pathologique, et de la différencier de la matière organique qui y est toujours contenue (albuminose), elle nous fait connaître le résultat final de l'évolution des matières quaternaires dans l'économie, c'est tout ce qu'elle peut faire ; habile à saisir l'*état* des principes animaux, elle est frappée d'impuissance s'il s'agit d'en étudier le *mouvement,* et la nullité de ses recherches ne prouve alors absolument rien. Malgré cela, les résultats des investigations chimiques n'ont pas été aussi stériles que Frerichs veut bien le dire : déjà Simon (1), parlant du sérum opaque, enseigne que dans la maladie de Bright, cet état du sérum ne dépend point, comme on l'a cru, de la présence de molécules graisseuses, mais de petits globules solides qui ne se dissolvent point dans l'éther ou l'alcool, et disparaissent au contraire si on les fait digérer dans l'acide acétique (*beim digeriren mit Effigsaüre*) ; en même temps, Scherer (2) arrivait au même résultat, et Buchanan (3) conclut de ses propres recherches que le sérum est laiteux non-seulement pendant le travail de la digestion par suite du mélange du chyle, mais encore dans un certain nombre de maladies. C'était au reste la confirmation de l'opinion de Gulliver (4).

Enfin Frerichs (5), par une contradiction singulière, décrivant la maladie de Bright, reconnaît lui-même que la couleur blanchâtre

---

(1) *Medic. Chemie,* zweiter Band, Seite 220.

(2) *Loc. cit.,* et de plus : *Untersuchung des Blutes bei Leukœmie* (Verhandlungen der physic. und medic. Gesellschaft in Würzbourg., Band II, n° 21).
Cette dernière citation est empruntée à Frerichs.

(3) *On the white or opaque serum of the blood,* by Andrew Buchanan (Transact. of the Glasgow philosoph. Society. march 1844).

(4) *Handbuch der allgemeinen Anatomie des Menschen und der Haussäugethiere,* von Fr. Gerber. In-folio mit 7 Tafeln; Bern und Leipzig, 1844.
Il y a une édition anglaise, avec un appendice de Gulliver (voy. p. 21 et 22 de l'Appendice).

(5) *Loc. cit.,* p. 69.

et l'opacité du sérum peuvent dépendre de trois causes distinctes :
de globules blancs tenus en suspension, de globules de graisse, enfin
d'une substance albumineuse qui se sépare sous forme de petites
molécules. C'est cette dernière cause qu'il a lui-même constatée
dans deux cas. Nous n'avons rapporté ces faits que pour satisfaire
aux exigences des partisans exagérés de la chimie; pour nous, qui
avons montré son impuissance à faire face à toutes les difficultés
du problème, nous attachons peu d'importance aux résultats qu'elle
donne sur ce point particulier.

Revenons. Notre opinion suppose, et c'est même là un de ses traits
caractéristiques, que les composés albuminoïdes peuvent passer dans
l'urine sans modifications quelconques, soit dans les cellules, soit
dans la circulation de l'organe sécréteur. C'est là, dira-t-on, une
pure hypothèse. Non ce n'est point une hypothèse; sans revenir
sur les faits que nous avons rapportés plus haut, et qui prouvent
jusqu'à l'évidence la possibilité de ce passage, nous nous adresserons
maintenant aux faits d'ordre physiologique. Nous faisons allusion
en ce moment aux expériences directes de MM. Brown-Séquard (1)
et Hammond (2), desquelles il résulte que lorsqu'on se soumet à une
alimentation exclusivement composée d'albumine, ce principe ne
tarde pas à se montrer dans l'urine; M. Brown-Séquard l'a trouvé
dès le cinquième jour; le Dr Hammond, le sixième seulement (3).

---

(1) Expérience rapportée par J.-H. Tessier, dans sa thèse *De l'Urémie* (in-4°;
Paris, 1856), et rappelée dans le *Journal de physiologie*, 1858, p. 416.

(2) *Transactions of the american medical association*, 1857 (citation empruntée
à M. Brown-Séquard).

(3) On pourra s'étonner de nous voir passer sous silence l'expérience de Tegart, qui est la première en date; cette omission est volontaire. Certainement
ceux qui ont colporté sans commentaires cette expérience dans les livres n'ont
point pris la peine de remonter à la source. Il est impossible de rien trouver de
plus nul, de plus éloigné de la rigueur expérimentale, et même de plus contraire
à ce que nous savons de l'état de l'albumine dans l'urine. Qu'on en juge : «C'est

Dira-t-on qu'il y a eu ici congestion et desquamation rénales? Le dira-t-on également pour les cas signalés par Dupuytren et The-

---

ici aussi que je placerais une sorte d'albuminurie artificielle que l'on peut se procurer à peu de frais et sans danger : que l'on remplace pendant un certain temps une partie de sa nourriture ordinaire par une demi-douzaine d'œufs à la coque, et l'on aura bientôt des urines albumineuses en abondance. Cet effet produit par l'ingestion d'albumine, que j'avais déjà remarqué sur moi-même, m'est confirmé par un incident arrivé à un de mes amis, qui est comme moi étudiant en médecine. Il s'était mis dans la tête, par bizarrerie, de mener une vie de cénobite, et de ne vivre que d'œufs frais, d'herbes fraîches et de pain. Cette nourriture allait bien à son goût; mais il commença à s'effrayer un matin, en voyant ses urines plus mousseuses que de coutume, et, deux jours après, la quantité d'albumine qu'il excrétait fut si grande, qu'après avoir uriné, des stries de cette substance allaient, presque sans se rompre, mesurer la distance entre le pénis et le pavé (*sic*). »

Le second fait n'a pas besoin de commentaires. Qui a jamais vu l'albumine s'échapper de l'urèthre sous forme de stries solides? On ne discute pas de telles expériences. Mais la première, celle qui est personnelle à l'auteur, ne prouve absolument rien. Comment l'albumine a-t-elle été reconnue? avec quels réactifs? Voilà des données indispensables. En leur absence, et surtout d'après les singulières idées de l'auteur sur l'albumine en stries, nous refusons toute valeur à ces prétendues expériences. (Patrick Tegart, *des Lésions organiques qui peuvent produire l'ascite,* thèse in-4°; Paris, 1845. La citation est aux pages 27 et 28.)

La confiance que nous inspire M. Brown-Séquard met son expérience à l'abri de toute contestation. Nous regrettons pourtant qu'il n'ait pas indiqué le réactif dont il s'est servi pour examiner son urine. Avec un physiologiste comme M. Brown, cette lacune est peu importante, parce qu'on ne peut le soupçonner d'ignorer les véritables réactifs de l'albumine. Avec un autre, cette omission pourrait annihiler l'expérience. Nous saisissons cette occasion pour rappeler que le tannin n'a absolument aucune valeur pour démontrer la présence de l'albumine dans l'urine ; *toutes les urines* (nous disons ceci après 200 essais) *précipitent par le tannin,* et ce précipité n'a pas d'importance. C'est là d'ailleurs une propriété que l'urine partage avec tous les liquides organiques, et nous sommes surpris que quelques médecins contemporains paraissent encore ignorer ce fait.

nard (1), qui ont vu l'urine devenir albumineuse chez les diabétiques, lorsqu'on les soumet à un régime trop animalisé? Le dira-t-on aussi pour cette observation de M. Rayer (2) dans laquelle l'urine d'un diabétique devint coagulable, lorsqu'on eut substitué un régime azoté à une diète végétale et lactée? Enfin le résultat de ces expériences a été vérifié sur les albuminuriques eux-mêmes. C'est ainsi que M. Gubler (3) a vu, dans le service de M. Rostan, la quantité d'albumine augmenter notablement dans l'urine, lorsque les malades avaient fait usage d'une nourriture exclusivement azotée, fait qui a été vérifié plusieurs fois depuis, entre autres par mon ancien collègue le Dr Luton (4). Tous ces résultats pouvaient se prévoir, car ils ne sont que la consécration des expériences de Lehmann (5) et de celles de MM. Bernard et Barreswill (6); ces deux derniers physiologistes ont démontré que les substances non assimilables ne disparaissent jamais dans le sang, et se retrouvent en nature dans l'urine; que l'albumine de l'œuf, par exemple, ne passe pas dans la sécrétion urinaire, au moins dans les conditions normales, tandis que la gélatine y passe constamment. Ces faits n'établissent pas seulement la possibilité de l'albuminurie sans modifications rénales, quelles qu'elles soient; ils ont une autre portée encore, et démontrent d'une façon irrécusable l'influence des matériaux albumineux en excès sur la production du phénomène.

Mais une autre objection nous attend ici : puisque ces produits

---

(1) *Annales de chimie,* t. LIX, p. 41 ; 1806.

(2) *Loc. cit.,* t. II, p. 224, obs. 25.

(3) *Leçons cliniques faites à l'hôpital Beaujon en* 1855, par M. Gubler.
Ces leçons m'ont été communiquées par mon excellent collègue, M. Brongniart.

(4) *Études sur l'albuminurie,* etc. Broch. in-8° de 32 p.; Paris, 1857.

(5) *Loc. cit.*

(6) *Comptes rendus de l'Acad. des sciences,* 1844.

azotés peuvent passer dans l'urine sans changements préalables des
reins, pourquoi donc se produit-il ensuite des altérations facilement
appréciables? L'argument n'est vraiment pas sérieux ; le trouble
d'une fonction impose à l'organe qui y préside une action anormale ;
si celle-ci n'est que passagère, elle ne laissera aucune trace ; si elle
est durable, elle pourra modifier l'organe lui-même d'une façon
quelconque ; il n'y a là rien de surprenant ; les faits de ce genre ne
sont point rares. Ne voyons-nous pas l'asthme, trouble purement
fonctionnel d'abord, amener à sa suite l'emphysème pulmonaire, et
des altérations profondes de la muqueuse bronchique? Ne voyons-
nous pas les palpitations nerveuses du cœur s'accompagner, si elles
persistent, d'une hypertrophie marquée de l'organe? Beaucoup
d'autres exemples pourraient être cités. Objecterait-on par hasard
que le rein laisse passer, sans s'altérer, un grand nombre de substances médicamenteuses, et même vénéneuses? nous répondrons
que les faits ne sont point comparables ; que si, parmi ces substances,
il en est qui passent dans les tubuli sans les modifier en rien, il en
est d'autres, comme la cantharidine, qui laissent des traces immédiates de leur présence ; que l'on peut appliquer à bon droit à toutes
les autres ce que Prout (1) disait du sucre : «Le diabète n'est pas
souvent accompagné d'un changement organique visible, ce qui
tient sans doute à la nature éminemment soluble du sucre (*the very
soluble nature of sugar*) ; mais si ce principe était solide au lieu d'être
liquide, on ne peut douter que des dépôts morbides ou des lésions
organiques fussent la conséquence de son passage ;» nous répondrons enfin qu'il est aujourd'hui démontré que le passage même du
sucre, lorsqu'il se prolonge, modifie les cellules épithéliales du rein,
et en amène la chute (2), et qu'il n'est point étonnant que le même
effet se produise, et plus rapidement encore, après l'action exercée

---

(1) *Loc. cit.,* 1831.

(2) Johnson, ouvrage cité, p. 107.

sur les canalicules urinifères par des matériaux albumineux anormaux.

Ainsi nous paraissent réfutés à l'avance les principaux arguments qu'on pourrait élever contre notre proposition. Mais nous ne voulons pas quitter ce sujet sans montrer en outre que notre manière de voir permet seule l'interprétation d'un fait dont il est impossible de se rendre compte par la théorie de l'hyperémie rénale , et qui eût dû dès longtemps, ce nous semble, éveiller l'attention sur l'insuffisance de cette doctrine ; nous voulons parler de l'extrême rareté de l'albuminurie dans la variole : non-seulement cette complication n'est point signalée dans la plupart des traités classiques, non-seulement ceux qui en parlent ont soin de la noter comme une exception rare, mais les auteurs qui ont fait de l'albuminurie temporaire une étude spéciale ne signalent point la variole parmi ses causes, mais les médecins qui ont observé depuis quelques années des épidémies de cette fièvre éruptive ne mentionnent point l'urine coagulable. Ainsi Golding Bird (1), George Gregory (2), Ramsford (3), Bennett (4), sont muets sur ce sujet. M. Empis (5) se tait également, et la Société clinique de Guy's hospital, dans son rapport du premier trimestre de 1846, rapporte que sur 42 cas d'albuminurie, 1 seul fut consécutif à la variole (6). Il serait du reste superflu de multi-

---

(1) *Reports of cases of disease of children treated at Guy's hospital in* 1843-44 , *with remarks,* by Golding Bird (Guy's hospital reports, 1845 , p. 108).

(2) *Brief notices of the variolous epidemic of* 1844, by George Gregory, physician to the small-pox and vaccination hospital (London med. gaz., 1845 , p. 617).

(3) *On variolous epidemic,* by Ramsford (The Monthly journal, 1849 , p. 933).

(4) *Loc. cit.*

(5) *Relation de l'épidémie de variole qui sévit à Paris, notamment à l'Hôtel-Dieu, depuis le mois de janvier* 1852, par S. Empis (Archives gén. de méd., 1852).

(6) *Medical report of the clinical Society from january to march* 1846 (Guy's hospital reports, 1846).

plier les citations pour établir la réalité d'un fait sur lequel il ne saurait s'élever aucun doute ; et pourtant où trouvera-t-on, mieux que dans la variole, toutes les conditions jugées nécessaires pour produire une congestion rénale ? Non-seulement les fonctions de la peau sont abolies, mais elles le sont plus complétement, et surtout plus longtemps que dans toute autre fièvre éruptive ; elles sont tellement entravées que nous pourrions, non sans raison, expliquer la mort qui survient, en dehors de toute complication, dans les varioles confluentes par une sorte d'asphyxie cutanée. Comment donc la théorie peut-elle expliquer ici l'absence d'albuminurie, même dans les cas où l'autopsie révèle une congestion générale de tous les viscères ? Nous ne savons, car elle s'est bien gardée de soulever cette question. Pour nous, nous sommes convaincu que la cause de la différence remarquable qui sépare, à cet égard, la scarlatine de la variole, consiste uniquement dans la sécrétion séro-purulente qui se fait à la surface du derme ; non pas, qu'on le remarque bien, parce que cette sécrétion est capable de prévenir une hyperémie rénale, celle-ci existe dans beaucoup de cas où l'éruption variolique a très-bien marché ; mais simplement parce que cette sécrétion renferme, elle aussi, des matériaux quaternaires, dont la formation est évidemment sous la dépendance des mouvements interstitiels, et dont l'accumulation dans le sang se trouve ainsi prévenue ; dès lors il n'est pas besoin pour eux d'une nouvelle voie d'élimination. — C'est sans doute à l'existence de sécrétions catarrhales abondantes que la rougeole doit le privilége d'être moins souvent suivie d'albuminurie que la scarlatine, quoique, à vrai dire, elle présente cette complication un peu plus fréquemment que la variole.

Après une aussi longue discussion consacrée à l'albuminurie de la scarlatine, il n'est pas nécessaire d'insister longuement sur le mécanisme de sa production dans certaines affections cutanées. Le processus morbide est, d'après nous, exactement le même, et, ce qui le prouve encore, c'est qu'elle ne survient pas indifféremment dans tous les cas d'affections de ce genre : s'agit-il en effet de l'érysipèle,

on ne la voit se manifester que lorsqu'il occupe d'emblée une grande
étendue, ou que, par son caractère ambulant, il parcourt successivement la plus grande partie de la surface cutanée, de façon à en
pervertir peu à peu les fonctions; souvent aussi, c'est chez les malades qui en sont à leur deuxième ou troisième récidive, qu'on observe le trouble de la sécrétion urinaire. S'agit-il au contraire d'affections cutanées chroniques, c'est encore d'après l'étendue et la durée
qu'on peut mesurer les chances qu'a le sujet d'échapper à la complication (1) ; quelquefois cependant elle se manifeste, quoique la
détermination morbide n'occupe qu'une portion restreinte de la peau;
soyez sûrs qu'il s'agit alors d'individus cachectiques, dont la nutrition
se fait mal depuis longtemps déjà, et chez lesquels il a suffi d'une
nouvelle cause de perturbation, quelque légère qu'elle soit en
apparence, pour dévier complétement les phénomènes organiques.

A côté de ces faits vient tout naturellement se placer l'albuminurie
consécutive aux brûlures étendues ; les exemples en sont rares, car
nous n'avons trouvé sur ce sujet que la 13e observation de Frerichs (2), dans laquelle il est question d'un enfant de 2 ans et demi
qui, étant en parfaite santé, se brûla en trois endroits différents, et
mourut subitement cinq semaines après l'accident, alors que ses
plaies marchaient vers une cicatrisation parfaite. Frerichs n'avait
point eu l'idée d'examiner l'urine pendant la vie ; mais d'après l'état
d'hyperémie, d'hypertrophie même, dans lequel il trouva les reins,
d'après les altérations de l'épithélium et des tubuli, il ne doute pas
qu'il y eût eu albuminurie. Au reste, bien que nous n'ayons pas rencontré dans toutes nos recherches d'autre cas semblable, nous
croyons qu'il y a là une lacune d'observation plutôt qu'une rareté

---

(1) Voy. Rayer, *loc. cit.*, t. II, obs. 57, 58.

(2) *Loc. cit.*, obs. 13.

réelle ; l'existence de l'albuminurie dans des circonstances de ce genre concorde parfaitement avec toutes les données précédentes, et nous pensons même que, sans forcer aucunement l'analogie, on pourrait attribuer à la même cause, ignorée alors, ces morts rapides signalées par Delpech (1), après des brûlures étendues, et cela au moment où la suppuration était tarie, au moment où la cicatrisation allait être complète.

L'albuminurie qui se produit subitement chez un individu jusque-là bien portant, lorsque étant en sueur, il est exposé à l'action brusque du froid, est encore aujourd'hui signalée comme le type de la maladie de Bright aiguë, et la doctrine de la congestion rénale paraît ici triomphante. Considérez, dit-on, la grande quantité d'eau qui est soudainement retenue dans le sang, et convenez qu'il y a bien là de quoi produire une hyperémie rénale ; rappelez-vous d'ailleurs les expériences de Fourcault (2) ; rapprochez ces faits des injections d'eau dans les veines, et concluez. C'est ce que nous ferons en effet, mais dans un sens tout opposé. Lorsque M. Fourcault eut tué des animaux en les recouvrant, après les avoir rasés, d'un vernis imperméable ; lorsque, plus tard, usant du même procédé, il en a rendu d'autres albuminuriques, c'est qu'il supprimait subitement et dans sa totalité un puissant organe d'hématose, le plus puissant peut-être, et qu'il mettait ses sujets dans un état asphyxique incontestable ; l'aération du sang, pour employer l'expression de Carpenter (3), ayant lieu aussi bien par l'intermédiaire de la surface cutanée que par la surface pulmonaire.

Eh bien ! l'action sur l'homme de la cause que nous étudions pro-

---

(1) Cité par le *Compendium de chirurgie*, t. I.

(2) *Causes générales des maladies chroniques.* 1 vol. in-8°; Paris, 1844. — *Recherches sur l'albuminurie à la suite de la suppression des fonctions de la peau* (Comptes rendus de l'Acad. des sciences, 1844).

(3) *Loc. cit.,* p. 468.

duit, avec des caractères atténués sans doute, les mêmes phénomènes : la peau est saisie au moment de son maximum d'activité, l'excrétion des produits qu'elle verse au dehors est arrêtée, et c'est encore ici la conservation dans le sang de matériaux excrémentitiels qui amène la perturbation de la sécrétion rénale. Quant à la valeur des injections veineuses, nous nous sommes suffisamment expliqué à cet égard (1). A ceux qui nous objecteraient encore l'action de l'eau et la congestion consécutive, nous opposerons la composition normale de la sueur et l'autorité de Frerichs (2), qui, combattant dans un autre but cette théorie de l'accumulation d'eau, déclare qu'une quantité de liquide double et même triple pourrait passer par le rein sans l'altérer en aucune façon. A ceux enfin qui seraient tentés de justifier l'importance qu'ils accordent à la rétention de l'eau par l'anasarque générale qui survient souvent en même temps que l'albuminurie, parfois même avant elle, nous répondrons qu'ils nous paraissent réunir par une relation de causalité fort douteuse deux phénomènes tout à fait indépendants; nous leur répondrons que c'est précisément l'apparition simultanée des résultats qui défend de regarder l'un comme la cause de l'autre; nous leur rappellerons les travaux de Hastings (3), de Henle (4), de Paget (5), de Cl. Bernard (6), sur l'innervation vasculaire, et nous conclurons avec Frerichs que l'anasarque, lorsqu'elle se produit, ne dépend en aucune façon d'une plus ou moins grande quantité d'eau retenue dans le sang, mais bien de l'action directe du froid, d'où résultent et la dilatation paralytique des capillaires cutanés et la

---

(1) Voy. plus haut, p. 76.

(2) *Loc. cit.,* p. 152.

(3) *On inflammation,* by Ch. Hastings. 1 vol.; Edinburgh, 1820.

(4) *Encyclopédie anatomique,* t. VII.

(5) *Lectures on inflammation,* by James Paget. Broch.; London, 1850.

(6) *Recherches sur les effets de la section et de la galvanisation du grand sympathique au cou. — Leçons sur le système nerveux. — Leçons sur les liquides de l'organisme ;* Paris, 1859.

transsudation de quelques-uns des éléments du sérum dans le tissu cellulaire.

Si nous en venons maintenant à l'albuminurie des malades atteints d'affections pulmonaires, nous pouvons, en suivant le même ordre d'idées, nous rendre parfaitement compte de son mode de production (1). Dans la grande majorité des cas, c'est dans le cours des maladies chroniques qu'on la voit survenir, et surtout dans le catarrhe bronchique et la phthisie pulmonaire, ainsi que Bright, M. Rayer et Peacock (2), l'ont bien établi. Or, à côté des phénomènes morbides dont l'appareil respiratoire est le siége, il en est d'autres qui, pour ne venir qu'en seconde ligne, n'en ont pas moins leur valeur, ne fût-ce qu'à cause de leur constance. Nous voulons parler des troubles plus ou moins prononcés que présentent les organes digestifs : tous ces malades, en effet, sont dyspeptiques, et cette dyspepsie est d'autant plus absolue que la maladie primitive est plus

---

(1) En 1851, M. Édouard Robin a lu à l'Académie des sciences un travail ayant pour titre : *des Causes du passage de l'albumine dans l'urine,* dans lequel il explique ce phénomène anormal par la transformation insuffisante de l'albumine en urée, dans l'acte de la respiration. Cette opinion n'a point été accueillie, et on lui a reproché à juste titre de ne comprendre qu'un très-petit nombre de faits, c'est-à-dire ceux dans lesquels les organes respiratoires sont directement affectés. Nous lui adressons un autre reproche non moins grave : de l'aveu de tous les physiologistes (voir nos sources, p. 57), ce n'est qu'une très-faible portion des matières albuminoïdes qui est détruite dans le poumon; le reste est transformé dans l'intimité même des tissus; de plus, la petite fraction qui est modifiée par l'hématose pulmonaire n'est point changée en urée; elle est complétement brûlée, et donne de l'acide carbonique et de l'eau. Si ce dernier phénomène manque, il pourra rester, il est vrai, une petite portion d'albumine non brûlée en excès; mais on voit, en tout cas, que les choses ne se passent point ainsi que l'a avancé M. Ed. Robin. De plus, ce mécanisme rectifié comme nous venons de le dire ne s'applique qu'aux cas où la fonction de respiration est primitivement troublée.

(2) *On the coexistence of granular disease of the kidneys with pulmonary consumption, and on the influence of the strumous diathesis in predisponing to the renal disease,* by Thomas Bevil Peacock (The Monthly journal, 1845, p. 557).

ancienne. L'influence de ce mauvais état des fonctions gastro-intestinales sur la production de l'albuminurie a été maintes fois mentionnée, entre autres par Prout (1) et par Heaton (2), et nous ne comprenons vraiment pas pourquoi on ne lui a pas accordé plus d'attention. Il est pourtant évident que le premier effet de cette perturbation des fonctions digestives est d'introduire dans le sang des produits peu propres à l'assimilation, en même temps que l'affaiblissement progressif du malade rend de plus en plus incomplètes les combustions organiques. Ainsi se trouve reconstituée par une autre voie cette condition morbide du sang qui exige impérieusement l'élimination des matériaux anormaux ; c'est le même enchaînement de phénomènes que nous constations plus haut ; mais, tandis que dans les cas précédents il s'agissait de l'élimination de principes excrémentitiels, il s'agit ici de l'excrétion de produits incomplétement élaborés, qui n'en sont pas moins impropres à rester dans l'économie. Les expériences physiologiques rapportées plus haut (3) viennent directement à l'appui de notre assertion.

Le résultat produit sur l'organe chargé de cette séparation est d'ailleurs le même dans tous ces cas. Telle est, à notre sens, l'évolution pathogénique de l'albuminurie dans les faits de ce genre. Cette manière de voir est en tous points conforme aux lois de la physiologie, et nous la croyons beaucoup plus près de la vérité que l'opinion qui consiste à invoquer certains troubles mécaniques de la circulation, dont l'existence est au moins contestable, depuis les remarquables travaux de MM. Natalis Guillot (4) et Schrœder Van der Kolk (5).

_____

(1) Ouvrage cité.

(2) *Loc. cit.*

(3) Voy. p. 83.

(4) *Description des vaisseaux particuliers qui naissent dans les poumons tuberculeux,* par M. Nat. Guillot (l'Expérience, t. II ; 1838).

(5) *Observationes anatomico-patholog.,* etc., auctore Schrœder Van der Kolk. In-8° ; Amsterdam, 1826.

Il devient facile, d'ailleurs, de comprendre pourquoi, bien que les phénomènes dyspeptiques soient constants, l'albuminurie est loin de se présenter dans tous les cas : c'est qu'il est un autre organe d'élimination qui fonctionne chez les phthisiques avec une activité bien connue, et nous n'hésitons point à admettre que la sécrétion des matériaux albumineux n'a lieu par le rein que lorsque la voie de l'excrétion cutanée est suspendue. Il y a à cet égard des lacunes regrettables dans les observations ; mais cependant M. Rayer, Peacock (1), ont noté la sécheresse de la peau dans des cas analogues, et nous-même avons pu observer cette année, dans le service de notre savant maître M. le professeur Guillot, deux phthisiques atteints d'albuminurie, dont la peau présentait à toute heure un état de sécheresse remarquable. L'un d'eux nous a en outre formellement déclaré qu'il avait eu pendant longtemps des sueurs nocturnes abondantes, et que leur disparition ne datait que de deux mois et demi à trois mois.

Nous pouvons citer une autre preuve, preuve palpable et matérielle celle-là, des modifications profondes qu'à subies chez les malades dont nous parlons le liquide sanguin, surtout au point de vue des principes albuminoïdes ; cette preuve, c'est la fréquence des coagulations vasculaires spontanées, qui reconnaissent pour cause, ici comme dans d'autres cachexies, l'augmentation de la quantité de fibrine dans le sang, ou peut-être quelque changement insaisissable dans ses qualités. Or, si l'on veut bien se rappeler que la physiologie moderne enseigne que la fibrine est un produit régressif autant qu'un produit d'assimilation (2), on conviendra qu'il serait difficile de prouver plus directement la perturbation des phénomènes nutritifs. Ce même raisonnement est en tous points applicable à l'albuminurie

---

(1) *Loc. cit.*

(2) Voy. sur ce sujet :

Davy (John), *Observations on the blood* (Edinburgh med. and surgical journal, 1839 , p. 368).

Polli (Giov.), *Dello stato della fibrina del sangue nelle inflammazioni* (Omodei Annali universali di medicina, febbruario 1845).

qui survient quelquefois au déclin de la fièvre typhoïde (1). Enfin il n'est pas hors de propos de rappeler que Finger (2) a trouvé les reins parfaitement sains chez dix-sept tuberculeux albuminuriques, et chez le même nombre de sujets morts de fièvre typhoïde, et qui avaient présenté depuis un nombre de jours variable le phénomène de l'urine coagulable.

Le même auteur est arrivé à un résultat semblable dans six cas de pneumonies mortelles. Ici d'ailleurs, la succession des modifications que présente l'urine suffit pour indiquer qu'elles sont sous la dépendance des troubles de la nutrition, et non point sous celle d'une congestion rénale plus ou moins imaginaire. Dans les cas favorables, en effet, l'albuminurie ne dure que très-peu de jours, et on la voit remplacée par un dépôt abondant d'urates. Quel est le sens réel de ces faits? Lorsqu'il y a albuminurie, les principes azotés introduits dans le sang ne subissent aucune de leurs métamorphoses ordinaires, ou bien ils éprouvent tout au plus des modifications moléculaires que nous ne pouvons saisir, et ils sont excrétés tels quels, surtout si les fonctions de la peau sont supprimées; puis, lorsqu'avec le commencement de la convalescence, la nutrition tend,

---

Beltrami (Ces.), *della Genese Della fibrina, del suo aumento nelle malattie flogistiche* (eodem loco, aprile 1845).

Hasse, *Pathologische Anatomie,* t. I.

Robin et Verdeil, ouvrage cité, t. III.

Inman, *Fibrine in the blood, its significance examined in reference to disease* (The Liverpool medico-chirurgical journal, 1858, p. 15).

(1) Voy. Begbie, *loc. cit.*

W. Aitken, *Remarks on the occurrence of convulsions during the progress of typhus fever* (The Monthly journal, 1848, p. 853).

W. Edwards, *On the constitution of urine in typhus and typhoïd fever* (eodem loco, 1853, p. 235).

G. Johnson, *On albuminuria in typhus and typhoïd fever* (Med. times and gaz., january 1858).

(2) *Einige Worte über die Albuminurie und die brightische Krankheit,* von Dr Finger; klinik von Dr Oppolzer (Prager Vierteljahrsschrift, 1847).

comme toutes les autres fonctions, à reprendre son type normal
c'est de l'acide urique qui se forme d'abord, principe qui résult
d'une combustion plus avancée, mais non parfaite encore, des maté
riaux albumineux. Nous ne pensons pas qu'on puisse contester cett
interprétation ; c'est même parce que ce trouble de la sécrétion uri
naire coïncide le plus souvent avec une amélioration marquée dan
l'état du malade, que quelques auteurs avec Begbie (1) et Martin
Solon (2) ont cru devoir la regarder comme critique, prenant ains
pour cause de la convalescence ce qui en est déjà l'effet. Quant au
cas bien plus rares où l'albuminurie se montre dès les premier
jours de l'affection pulmonaire, nous croyons qu'il faut tenir compt
alors des observations de M. Éd. Robin (3), et l'attribuer à l'amoin
drissement du champ normal de l'hématose pulmonaire qui entraîn
comme conséquence immédiate une réduction proportionnelle dan
les phénomènes de combustion respiratoire.

L'albuminurie qui se montre dans le cours des affections cardia
ques a été regardée pendant quelque temps comme un phénomèn
primitif amenant à sa suite des lésions diverses de l'appareil circu
latoire. C'est ainsi qu'elle a été jugée par Bright et plus tard pa
Barlow (4) qui expliquèrent son influence sur les altérations d
cœur par la diminution de l'albumine dans le sang, d'où résulte, sui
vant eux, « une fluidité plus grande de ce liquide, condition peu fa
vorable, d'après les expériences de Magendie, à son passage facile à
travers les vaisseaux capillaires. » Quoi qu'il en soit de l'explication
l'idée fondamentale a dû être abandonnée ; il est bien établi aujour
d'hui que dans tous ces cas la lésion du cœur est primordiale e

---

(1) *Loc. cit.*

(2) *Loc. cit.*

(3) *Loc. cit.*

(4) *Account of observations made under the superintendance of Dr Bright on patients whose urine was albuminous,* by G. Hilaro Barlow, *with a chemical examination
of the blood,* by G. O. Rees (Guy's hospital reports, 1843, p. 189).

que l'albuminurie n'en est qu'une conséquence tardive et non constante. Ce dernier caractère nous porte à rejeter l'explication qu'ont
donnée du phénomène, Robinson (1), Todd (2), Williams (3) et
beaucoup d'autres encore ; ils l'attribuent à la gêne mécanique de
la circulation abdominale par l'obstacle qui siége dans l'organe
central ; de là congestion rénale et l'enchaînement habituel des phénomènes. Il est impossible de contester ces troubles circulatoires ; ils
contribuent peut-être à hâter l'apparition de l'albumine dans l'u-
rine, et à ce titre cet ordre de faits se rapprocherait de l'albuminurie par cause mécanique, dont nous ne nous occupons
point ici. Toutefois nous ne voyons point la théorie se vérifier constamment. Il s'agit ici d'une cause toute mécanique ; or les effets des
causes de cet ordre ne peuvent point varier comme ceux qui dépendent par exemple ou de l'état général du malade, ou de l'évolution
même de la maladie. Une fois admise une cause mécanique, elle doit
agir toujours de la même façon, elle doit entraîner toujours les
mêmes conséquences, et puisque toute affection du cœur, quelle
qu'en soit la variété, apporte une entrave à la circulation, l'albuminurie devrait se montrer dans tous les cas. Or il n'en est rien,
comme chacun le sait ; et si l'on songe en même temps que lorsqu'elle apparaît, c'est le plus ordinairement à une période avancée
de la maladie, alors qu'elle est entrée dans cette phase qui mérite
à tous égards le nom de *cachexie cardiaque,* on sera sans doute
porté à accorder avec nous beaucoup moins d'importance à la cause
mécanique, et à en donner bien davantage à la considération du
malade ; et en fait, il n'est peut-être pas de circonstance où la nutrition soit plus profondément troublée dans son ensemble.

Nous nous croyons fondé à en dire autant de l'albuminurie de la

---

(1) *Loc. cit.*

(2) *Loc. cit.*

(3) *Clinical lectures delivered at University college hospital,* by Dr B. Williams
(London med. gaz., 1845, p. 571).

grossesse. Si en effet celle qui survient dans la seconde moitié de son cours peut être attribuée avec Frerichs (1), Lever (2), Wieger (3), à la gêne de la circulation dans les veines rénales, il n'en est certes pas de même de celle qu'on observe dans les deux ou trois premiers mois qui suivent la conception. Qu'on invoque alors avec Litzmann (4) une irritation catarrhale des tubuli, c'est se lancer gratuitement dans le champ de l'hypothèse, tandis que nous avons sous les yeux des modifications parfaitement appréciables de la nutrition, modifications qui débutent dès que l'œuf commence à se développer dans l'utérus, et qui se traduisent par des changements non hypothétiques du liquide en circulation. Nous avons déjà vu Simpson (5) adopter cette manière de voir, soutenue également par MM. Devilliers et Regnauld (6), Cazeaux (7) et Cormack (8). C'est à cette opinion que se rangent également, pour cette seconde catégorie de cas, Frerichs et Braun (9), malgré leur sympathie bien connue pour les lésions rénales (10).

---

(1) *Loc. cit.*

(2) *Cases of puerperal convulsions with remarks,* by John C. W. Lever (Guy's hospital reports, 1843, p. 495).

(3) *Recherches critiques sur l'éclampsie urémique* (Gazette médic. de Strasbourg, 1854).

(4) *Die brightische Krankheit und die Eclampsie der Schwangeren, Gebärenden und Wöchnerinnen* (Deutsche Klinik, n°s 26 et suiv. ; 1852).

(5) *Loc. cit.*

(6) *Loc. cit.*

(7) *Loc. cit.*

(8) *Cases of puerperal convulsions. Dependance of puerperal convulsions on toxæmia,* by John Rose Cormack (London journal of medicine, 1849, p. 522).

(9) *Ueber die Eclampsie der Schwangeren,* etc. (Klinik der Geburt. und Gynœkol. von Chiari, Braun und Spæth, S. 253 ; 1853. — *Neunzehn neue Beobachtungen über Eclampsie der Schwangeren,* etc., von Prof. Braun in Wien (Spital's Zeitung, 1859, p. 256).

(10) Rien n'est plus propre à démontrer l'influence exercée par la grossesse sur

Achèverons-nous maintenant la revue, bien longue déjà, de toutes les maladies dans lesquelles le médecin peut voir survenir l'albuminurie? Ce serait, en vérité, un travail aussi fastidieux qu'inutile. En choisissant, pour leur accorder quelques développements, les cas auxquels leur fréquence même donne le plus d'importance, nous avons pu exposer notre pensée avec assez de détails, nous avons pu montrer assez comment l'examen attentif de l'évolution morbide amène toujours à remonter aux troubles de la nutrition, pour qu'il soit superflu d'insister davantage; et nous traiterions maintenant de l'albuminurie du croup et des affections diphthéritiques (1), que nous ne pourrions que nous répéter. Nous ne voulons cependant point passer sous silence deux faits incontestables, peu connus pourtant, et qui pourront fournir à notre opinion un appui nouveau : il s'agit de l'albuminurie qui survient après l'arrêt subit et prématuré du flux menstruel, ou après l'interruption accidentelle de la lactation (2); il s'agit des conclusions remarqua-

---

les phénomènes de nutrition que les deux faits suivants : Bennewitz (*Ozann's clinical report,* 1823) a rapporté l'histoire d'une femme qui, pendant trois grossesses successives, fut affectée de diabète sucré, lequel cessa chaque fois à la délivrance. —Un cas semblable a été rapporté à la Société huntérienne par John C. W. Lever (Guy's hospital reports, 1847).

(1) Voy. sur ce sujet :

Rayer, *loc. cit.*

Bouchut et S. Empis, *Albuminurie dans le croup et les maladies couenneuses* (Comptes rendus de l'Acad. des sciences, 1858).

Sée, *des Éruptions qui surviennent dans le croup* (Bull. de la Société médicale des hôpitaux, 1858).

Maugin, *des Éruptions, etc., et de l'albuminurie.* Brochure de 32 pages; Paris, 1858.

Barbosa, *da Albuminuria no crup et da sua importancia nas affecções diphtheriticas* (Gazeta medica de Lisboa, 1860, p. 17).

(2) Consultez, pour l'influence de la menstruation :

Robert Finch, *Report of the clinical Society* (Guy's hospital reports, 1847).

G. O. Rees, *On the pathology and treatment of the morbus Brightii and various froms of anæmia* (London med. gaz., 1844, p. 652).

bles que Prout (1), Mac Clintock (2) et Virchow (3), ont déduites de leurs expériences, à savoir : l'absence constante d'urée dans l'urine fœtale, et la présence non moins constante d'une quantité notable d'albumine. N'y a-t-il pas là une démonstration directe de l'influence des combustions organiques sur le passage de l'albumine dans l'urine ?

En résumé, toutes ces variétés d'albuminurie dite passagère, tous ces cas de maladie de Bright dite aiguë, se développent sous l'influence d'un trouble plus ou moins durable dans les mouvements nutritifs ; ce trouble de la nutrition est à la fois pour eux (nous y revenons encore, afin qu'il n'y ait pas de doute à ce sujet) et la cause prochaine et la cause éloignée. Il n'est pas un de ces cas qui ne puisse guérir avant même d'avoir amené aucune modification dans les organes sécréteurs, ou bien en produisant seulement une infiltration et une chute plus ou moins complète des cellules épithéliales. Les chances de guérison sont d'ailleurs subordonnées non pas seulement à la persistance de la cause, non pas absolument non plus à l'ancienneté du trouble morbide, mais avant tout à l'état général du malade, qui, ici comme toujours, prime toutes les autres conditions. Il n'est pas un de ces cas enfin qui ne puisse conduire à une lésion permanente des reins, c'est-à-dire à ce qu'on appelle la maladie de Bright chronique (4).

Wilks, *loc. cit.*, entre autres l'observation 9.

Et pour la lactation, voyez une observation de Walter (Archiv. für Physiol. Heilkunde, 1847, S. 75).

(1) *Lettre à Robert Lee,* insérée dans un travail de ce dernier, qui a pour titre : *On the function of the fœtal kidney* (The Medic.-chirurg. review, 1836, p. 453).

(2) *The results of some experiments respecting the presence of urea in the liquor amnii and fœtal urine of the human subject* (The Dublin quarterly journal of medical science, t. 1; 1849).

(3) *Gesammelte Abhandlungen zur wissenschaftlichen Medizin.* 1 vol. in 8°; Frankfurt, 1855.

(4) On serait peu fondé à alléguer, pour justifier une séparation que nous avons montrée être toute artificielle, que dans les cas d'albuminurie passagère,

En effet, et ceci nous amène naturellement à parler des cas de notre seconde classe, voici comment les choses se passent la plupart du temps : un individu a été albuminurique à la suite de l'une quelconque des maladies indiquées plus haut, puis, la maladie principale étant guérie, l'hématurie et l'œdème, s'il y en avait, ayant cessé sous l'influence d'un traitement convenable, il quitte l'hôpital en conservant dans l'urine une plus ou moins grande quantité d'albumine. Quelques mois après, un peu plus tôt, un peu plus tard, selon ses conditions de santé et de régime, ce même malade se sent affaiblir peu à peu, en même temps il pâlit, son appétit diminue, ses digestions sont mauvaises, enfin il s'aperçoit un jour, par hasard, qu'il a le visage ou les malléoles tuméfiés; si, comme cela est fréquent, cet œdème ne se montre d'abord que passagèrement, il l'oublie bientôt dès qu'il est disparu, et une nouvelle période s'écoule ainsi, jusqu'à ce qu'enfin l'aggravation et la persistance des phénomènes ne lui permettent plus de conserver aucun doute sur son état de maladie, et l'obligent à demander de nouveau les secours de l'art.

Qu'arrive-t-il alors? guidé par l'état que nous venons de décrire, le médecin examine l'urine, en trouve la densité diminuée, y constate la présence de l'albumine, en même temps qu'une diminution du chiffre de l'urée, et le diagnostic est formulé : maladie de Bright chronique. Dans quelques cas les antécédents peuvent être bien établis, on réussit à se renseigner complétement sur la maladie antérieure, sur l'examen de l'urine qui a été pratiqué à cette époque, et l'on parvient ainsi à faire remonter l'affection actuelle à sa véritable origine; mais c'est là l'exception : le plus souvent on regarde

---

on ne constate point l'altération du sang qui est donnée comme caractéristique de l'état chronique; car cette altération, l'accumulation de l'urée, n'a lieu qu'à une époque déjà avancée de la maladie, et le seul fait (non constant d'ailleurs) qu'on observe au début, c'est l'abaissement du chiffre de l'urée dans l'urine, abaissement qui est en rapport avec le peu d'énergie des phénomènes de combustion.

comme s'étant développé spontanément à la manière des maladies chroniques, un état qui n'est que la conséquence éloignée d'une modification morbide antérieure dont l'effet a persisté. D'autres fois aussi, il faut le dire, ce n'est point une maladie bien déterminée dont le souvenir peut être aisément éveillé, qui a produit l'ensemble de phénomènes dont souffre en ce moment le malade, c'est l'action insidieuse, lente et continue, d'une ou de plusieurs causes différentes en apparence, mais ayant toutes ce caractère commun d'amener insensiblement des modifications profondes de la constitution, par suite de l'action directe qu'elles exercent sur les fonctions nutritives. Certes ces causes sont bien connues, puisque dans tous les travaux, elles figurent en tête de l'étiologie de la maladie de Bright; mais, si leur influence a été bien comprise, si elle est avec raison incontestée, leur *modus agendi* nous semble avoir été moins heureusement saisi : elles sont regardées en effet comme exerçant une action élective sur le rein, comme y produisant des lésions spéciales à la suite desquelles se montre d'emblée l'état complexe qui constitue l'affection de Bright, de sorte qu'on a pu, avec quelque apparence de raison, faire de cet état une *maladie des reins*. Pour nous, au contraire, nous sommes convaincu que ces causes agissent exactement de la même façon que les maladies aiguës ou chroniques qui nous ont occupé jusqu'ici; la rapidité de l'effet est moins grande, mais l'action est identique; ces causes amènent dans la nutrition un trouble qui se traduit par l'albuminurie; en raison même de la lenteur, nous dirions volontiers de l'insensibilité de sa production, celle-ci n'entraîne d'abord aucun désordre; si l'on pouvait la deviner dès ce moment, et éloigner complétement les conditions qui lui ont donné naissance, le malade pourrait guérir; malheureusement il n'en est pas ainsi, et la persistance du trouble fonctionnel produit enfin dans l'organe des altérations matérielles dont les caractères extérieurs varient suivant l'âge et l'état général des individus.

Voyons maintenant quelles sont, indépendamment des maladies signalées jusqu'ici, les causes capables de produire ces désordres complexes. Pour nous mettre à l'abri de tout soupçon d'omission ou de partialité, nous en prendrons l'énumération dans l'ouvrage même de Frerichs (1); car, avec Johnson et Todd, il est certainement au nombre de ceux qui ont le mieux saisi les diverses circonstances qui président au développement de l'affection de Bright. L'auteur allemand s'exprime ainsi : « Il est bien rare que les individus sains et forts qui n'ont pas subi de maladie antérieure soient tout à coup atteints de la maladie des reins. La plupart du temps elle frappe des sujets qui ont été profondément affaiblis par des privations de toute sorte, par l'usage d'une nourriture malsaine et insuffisante, ou de vêtements peu hygiéniques, par l'habitation des lieux froids et humides, ou encore par des fatigues, des excès, ou par des maladies de longue durée qui entraînent avec elles une perte abondante de substances organiques, comme les suppurations, enfin par des débauches habituelles, etc. Elle atteint encore les individus dont le sang a été modifié et a pris un caractère dyscrasique (*einen dyscrasischen Character*) par suite de certaines influences extérieures que nous ferons connaître plus loin individuellement. » Si nous joignons à cela, comme le fait notre auteur, les excès alcooliques, et certaines cachexies, telles que les cachexies scrofuleuse, syphilitique, mercurielle et paludéenne, nous aurons l'étiologie complète de notre affection. Il serait difficile d'être plus vrai et d'apprécier plus sainement l'influence lente mais continue exercée par ces causes diverses. On s'attend, après cela, à ce que le premier rôle dans l'évolution morbide soit conservé aux troubles de la nutrition, dont on reconnaît toute la puissance en tant que cause éloignée, on s'attend à ce que les modifications rénales soient enfin reléguées au second plan, comme elles méritent de l'être; il n'en est rien pourtant, et tel est l'empire d'une idée préconçue et du désir de la faire triompher quand même, que le même auteur écrit un peu plus

---

(1) *Loc. cit.*, p. 145.

loin (1) : «Toutes les causes qui concourent au développement de la dégénération de Bright ont cela de commun, qu'elles donnent lieu à une hyperémie des reins et à l'exsudation du plasma du sang dans les canalicules urinaires.» Mais telle est aussi la puissance de la vérité, et nous appelons sur ce point une attention toute spéciale, que Frerichs écrit ailleurs (2) : «Déjà, en parlant des complications, nous avons montré *par quel moyen, par quel procédé les lésions organiques (maladies du cœur et autres) produisent une albuminurie simple, puis une albuminurie avec sécrétion fibrineuse, et enfin la dégénérescence des reins.*» — La même contradiction pourra être constatée chez Johnson et Todd, qui, comme le médecin de Breslau, ont parfaitement étudié les modifications générales de la nutrition et de la constitution, en ont parfaitement reconnu l'influence, et qui recourent encore, pour expliquer le développement des phénomènes morbides, soit à la congestion des reins, soit aux changements de l'épithélium. Un seul fait pourrait justifier cette opinion : il faudrait qu'il fût bien établi qu'en aucune circonstance l'albumine ne peut se montrer dans l'urine sans modifications de l'organe sécréteur ; on comprendrait alors que, même en accordant aux causes générales toute leur influence, on fût contraint d'invoquer une lésion rénale quelconque pour expliquer un phénomène dont la production serait impossible à concevoir autrement. Mais cela n'est pas ; des faits pathologiques précis, des expériences non moins décisives, ont montré que dans certaines conditions du liquide en circulation, ou, pour mieux dire, de la nutrition générale, l'urine peut devenir coagulable, sans changement aucun dans le rein ; il est donc illogique de mettre sans cesse en avant des altérations sujettes à manquer, et de leur

---

(1) Frerichs, *loc. cit.*, p. 147.

(2) *Die Art und Weise wie die organischen Fällen einfache Albuminurie, sodann Albuminurie mit Ausscheidung von Faserstoff, und endlich Nieren degeneration herbeiführen, haben wir bei den complicationen anützant* (*loc. cit.*, p. 164).

donner la première place, alors surtout que toutes les causes connues de l'affection n'ont d'autre effet que de produire dans le sang des modifications incontestables, modifications qui sont la seule cause essentielle, la seule cause prochaine, la seule cause instrumentale de ce fait élémentaire : *albuminurie,* lequel est à son tour le premier anneau d'une chaîne continue de phénomènes.

Parmi les causes que nous avons énumérées, il en est quelques-unes dont l'action sur la nutrition est tellement évidente qu'il nous suffira de la rappeler en quelques mots. Ainsi les privations, l'usage d'une nourriture de mauvaise qualité (1), l'absence des conditions requises par l'hygiène dans le vêtement et l'habitation, ont pour effet immédiat de diminuer l'énergie des mouvements nutritifs, d'où une diminution proportionnelle dans l'assimilation, et de réduire petit à petit à leur minimum les phénomènes de combustion ou de catalyse, d'où la destruction de moins en moins complète des produits régressifs, et leur accumulation dans le sang. Mais bientôt cet état des fonctions nutritives agit d'une façon marquée sur la peau, qui devient sèche et rude ; de là la rareté de la transpiration sensible ou insensible, c'est-à-dire l'inaction du plus important émonctoire ; de là en outre l'abolition plus ou moins absolue de l'hématose cutanée, c'est-à-dire l'absence de l'une des fonctions qui concourent à sauvegarder la composition normale du sang. Tout est réuni pour accumuler dans le sang soit des matériaux mal élaborés, soit des principes excrémentitiels, auxquels une nouvelle voie d'excrétion doit forcément être ouverte ; tout est réuni pour produire l'albuminurie et la succession de phénomènes dont nous avons présenté plus haut l'enchaînement et le tableau. Et non-seulement cette influence des mauvaises conditions hygiéniques est ad-

---

(1) Déjà Christison (*On granular,* etc.) et Gregory (*loc. cit.*) avaient noté cette influence.

13

mise par tous, non-seulement la connaissance en est devenue vulgaire depuis que M. Bouchardat a étudié l'état qu'elles amènent
sous le nom significatif de misère physiologique, mais encore l'action spéciale que ces conditions exercent sur la sécrétion urinaire
a été expérimentalement prouvée par Simon (1) et Johnson (2), qui
ont rendu des chats albuminuriques, puis hydropiques, « en les en-
fermant dans une cave obscure où ils ne respiraient qu'un air vicié,
et en ne leur donnant qu'une nourriture corrompue. » A l'autopsie,
on trouva les reins dégénérés. Il est vrai que ces auteurs, et Todd (3)
avec eux, admettent qu'ici même la lésion rénale a précédé et amené
l'albuminurie, ce que nous nions complétement, soit à cause des
expériences de Brown-Séquard (4) et Hammond (5), soit surtout
parce qu'il n'y a pas, comme nous le montrerons bientôt, entre les
lésions avancées du rein et l'albuminurie persistante de relation plus
nécessaire, plus constante, qu'il n'en existe entre la desquamation
épithéliale et l'albuminurie passagère. — Mais achevons d'abord
notre examen sur le mode d'action des causes de l'affection de
Bright.

L'influence des excès vénériens, des suppurations anciennes, se
conçoit d'elle-même. Celle des excès alcooliques est tellement frap-
pante qu'elle avait déjà été signalée par Bright (6), et qu'elle le fut
ensuite par tous les observateurs. Ainsi Barlow (7) a trouvé cette

---

(1) *Loc. cit.*

(2) *On the minute anatomy and pathology of Bright's disease of the kidney and
on the relations of the renal disease to those diseases of the liver, heart and arteries
with which it is commonly associated,* by G. Johnson (Medic.-chirurg. transactions, 1846, p. 1).

(3) *Loc. cit.*

(4) *Loc. cit.*

(5) *Loc. cit.*

(6) *Reports,* etc., obs. 1, 3, 8, 9, 11 et 12.

(1) *Loc. cit.* (tabular view).

cause 24 fois sur 37 observations; Malmsten (1), 19 fois sur 69. Magnus Huss (2) n'a point omis de signaler l'influence de l'alcoolisme sur les affections des reins, influence qui est notée également par Carpenter (3). Mais d'accord sur le fait fondamental, on a différé sur le mode d'interprétation. Ainsi Frerichs (4) pense que l'alcool produit une altération spéciale du sang, en vertu de laquelle se manifeste une tendance à l'exsudation dans divers organes, explication qui ne nous paraît pas beaucoup éclaircir la question. Christison (5), et la plupart des Anglais après lui, pensent que les liquides spiritueux agissent directement sur le rein comme diurétiques, et en amènent ainsi l'irritation directe ; cette opinion, qui rappelle l'action exercée sur les tubuli par la cantharidine au moment de son élimination, ne pourrait être adoptée d'une façon absolue que s'il était prouvé que l'alcool traverse constamment et en totalité les organes sécréteurs de l'urine. Or c'est là un point que les travaux de MM. Lallemand, Perrin et Duroy (6), malgré le progrès qu'ils réalisent dans l'étude de cette question obscure, n'ont point suffisamment établi, et la théorie de la combustion à peu près complète de l'alcool dans les poumons s'appuie encore aujourd'hui sur des autorités très-respectables. D'ailleurs, si l'opinion de Christison était juste, on devrait voir l'albuminurie survenir chez les buveurs bien plus tôt, et surtout plus soudainement qu'elle ne se montre en réalité; on devrait la rencontrer dans les cas de *delirium tremens* et

---

(1) *Loc. cit.*

(2) *Chronische Alcoholskrankheit oder Alcoholismus chronicus. Aus Schwedischen,* von Gerhard von den Busch ; Stockholm und Leipzig, 1852.

(3) *On the use and abuse of alcoholic liquors in health and disease,* by W. Carpenter. 1 vol. in-12 ; London, 1850.

(4) *Loc. cit.,* p. 110.

(5) *On granular,* etc., p. 110.

(6) *De l'Alcoolisme,* thèse de concours pour l'agrégation, par M. Racle. In-4° ; Paris, 1860.

d'alcoolisme aigu ; la fragilité bien connue de l'épithélium rénal devrait en amener la chute dès qu'une certaine quantité de liquide alcoolique aurait passé dans les canalicules. Mais ce n'est pas là ce que nous voyons ; ce n'est point à la suite d'excès accidentels que l'urine devient coagulable ; c'est chez des individus qui depuis longtemps déjà font un abus journalier des spiritueux, dont la constitution a déjà été profondément modifiée, qui présentent en un mot les traits de l'*alcoolisme chronique.* Or, en tenant compte des notions que la chimie nous fournit sur la combustion des albuminoïdes, et sur l'influence directe qu'exercent sur elle les excès alcooliques, il nous sera facile de montrer que les faits de cet ordre fournissent à notre doctrine une confirmation éclatante. Toutes les transformations que les albuminoïdes sont appelés à subir dans l'économie sont subordonnées à la présence d'une suffisante quantité d'oxygène ; mais s'il existe habituellement en circulation une proportion notable d'alcool, ce liquide, en raison de sa tendance extrême à la décomposition, consomme tout l'oxygène qui est nécessaire à sa propre combustion ; et comme la quantité de gaz absorbée n'augmente point en raison de cette dépense excessive, cet agent indispensable de toutes les transmutations organiques se trouve en défaut en ce qui touche les principes azotés ; ceux-ci ne subissent plus que des métamorphoses incomplètes, lesquelles s'abaisseront d'autant plus au-dessous de la limite physiologique, que l'alcoolisme sera plus prononcé, c'est-à-dire plus ancien. Le type de l'assimilation est changé, et l'on peut voir réapparaître par cette route détournée les conditions de nutrition que nous avons constatées jusqu'ici au début de tous les cas d'albuminurie. D'ailleurs, ce que nous avançons ici n'est point une hypothèse créée à plaisir pour le soutien de notre cause, c'est le résumé exact de ce que nous enseignent à cet égard et la chimie et l'hygiène ; et ne sait-on pas que l'excès de cholestérine dans l'économie (sous forme de calculs ou autre) a pu être justement attribué à l'évolution incomplète de la graisse, qui succède à l'abus des alcooliques ?

Nous ne nous arrêterons point sur les modifications évidentes que la cachexie scrofuleuse apporte dans la nutrition générale ; elles sont suffisamment connues. Déjà Prout (1) insistait sur l'incomplète évolution que subissent dans ce cas les matières azotées, et cette influence n'a jamais été contestée. Nous irons plus loin ; nous sommes convaincu que dans beaucoup de cas où l'affection de Bright chronique paraît s'être développée sous l'influence unique du froid plus ou moins prolongé, cet agent n'a réellement joué que le rôle de cause occasionnelle, et que l'albuminurie était préparée de plus loin par le caractère scrofuleux de la constitution.

Il s'était d'abord élevé quelques doutes au sujet de l'influence de la syphilis, qui avait été soupçonnée dès l'origine par Blackall (2) et Wells (3). Des observations contradictoires avaient été présentées. M. Rayer (4) a contribué l'un des premiers à éclaircir ce sujet en montrant que l'albuminurie ne survient que dans la période de cachexie. Cette expression même de cachexie syphilitique nous dispense d'entrer dans de plus longs détails, et de rappeler quel est l'état général de ces malades, heureusement rares aujourd'hui, chez lesquels un traitement bien dirigé n'a point arrêté à temps le développement de cette redoutable maladie. — En outre, quelques faits mis en lumière par des travaux récents (5) nous portent à garder ici une certaine réserve. Dans les cas de syphilis avec albuminurie suivie de mort, on trouve à l'autopsie des lésions de deux ordres :

---

(1) *Loc. cit.*

(2) *Observations on the nature and cure of dropsies.* In-8°; London, 1813.

(3) *Observations on the dropsy which succeeds scarlet fever,* etc. (Transact. of a Society for the improvement of medic. and chirurg. knowledge, t. III; 1812).

(4) *Loc. cit.,* obs. 77, 78, 79.

(5) *Zur Lehre von der speckigen (oder amyloïden) Entartung der Nieren ,* von prof. L. Traube (Deutsche Klinik, 1859, p. 6). — *La Syphilis constitutionnelle,* par R. Virchow, trad. de Picard. 1 vol. in-8°; Paris, 1860, p. 97, obs. 6.

tantôt les reins présentent l'un quelconque des états décrits par Bright, et pour ces cas-là nous maintenons notre opinion dans toute son intégrité; tantôt c'est une lésion spéciale qu'on rencontre (*dégénérescence amyloïde et lardacée*), et il se pourrait bien faire que ce fût là une manifestation tertiaire directe de la syphilis analogue à celle qu'on rencontre quelquefois à cette même période dans le foie, le poumon ou d'autres organes, manifestation antérieure à la production de l'albuminurie. Tout au moins la question ne peut-elle être jugée aujourd'hui.

L'action du mercure sur le rein était généralement admise depuis Blackall, Wells, Bright et Christison, lorsque M. Désir (1) et M. Rayer élevèrent (2) sur sa réalité des doutes fondés sur l'examen d'un grand nombre de malades. Aujourd'hui néanmoins l'on est revenu à l'opinion primitive, mais avec cette restriction importante sur laquelle Frerichs (3) a surtout insisté, que ce médicament n'exerce une telle influence que lorsque son emploi est longtemps continué, non pas seulement de façon à amener la salivation, mais de manière à produire le délabrement de la constitution (*die Zerrüttung*). Nous ne saurions nous étonner de ce qu'à ce moment-là, et en vertu de leurs propriétés *antiplastiques,* les préparations mercurielles puissent amener l'albuminurie; et la réserve qu'on apporte aujourd'hui dans leur emploi, réserve inconnue au temps de Blackall et de Wells, nous explique la rareté actuelle des albuminuries de cet ordre.

Reste la cachexie paludéenne. Ici notre tâche est facile. Les troubles de la nutrition sont tels dans ce cas-là, qu'ils ont frappé les médecins de toutes les époques, et qu'ils les ont portés à admettre des modifications du sang, quoiqu'ils ne pussent les déterminer exactement. Aujourd'hui elles sont mieux spécifiées, et peuvent être com-

---

(1) *Loc. cit.*

(2) *Loc. cit.*

(3) *Loc. cit.,* p. 158.

plétement résumées en trois mots : hypo-albuminie, hypo-globulie, leucocythémie. Les deux premières altérations sont bien connues, et ont précisément pour cause immédiate les troubles profonds de la nutrition que nous invoquons ici ; quant à la troisième (1), quelle que soit d'ailleurs l'opinion qu'on s'en forme, quelle que soit la valeur qu'on lui accorde comme espèce nosologique, elle vient plus directement encore confirmer notre opinion, puisque les modifications glandulaires et viscérales qui l'amènent sont déjà elles-mêmes le résultat d'une nutrition pervertie, puisque Rees (2) signale déjà comme favorable à la production de l'albuminurie « une imperfection dans les opérations nécessaires à la genèse des corpuscules du sang » et que Todd (3) annonce qu'un des phénomènes initiaux de la maladie est une modification du sang, « qui souffre dans ses principes fondamentaux, mais surtout dans sa matière colorante. » Telles sont aussi, avec l'augmentation des globules blancs, les altérations qu'on rencontre dans la leucocythémie ; et puisque ces divers phénomènes caractérisent la cachexie paludéenne, puisqu'ils se manifestent eux-mêmes à la suite d'une perversion prolongée des fonc-

---

(1) Voy. sur ce sujet : Craigie, *Two cases of disease and enlargement of the spleen in which death took place from the presence of purulent matter in the blood* (Edinb. med. and. surg. journal, 1845, p. 400).

H. Bennett, *Case of hypertrophy of the spleen and liver, in which death took place from suppuration of the blood* (eodem loco, p. 413). — *On leucocythemia or white cell blood* (The Monthly journal, 1852, p. 331). — *The principles and practice of medicine.* 1 vol. in-8°, p. 857 ; London, 1859.

Virchow, *Leukhœmia* (Froriep's Notizen, nov. 1845). — *Zür pathologischen Physiologie des Blutes* (Dessen Archiv., 1848). — *Die cellular Pathologie.* 1 vol. in-8° ; Berlin, 1858.

Hewson, *Leucocythemia* (The American journal of medic. sc., 1852).

Leudet, *De la Leucémie* (Gazette hebdom. de Paris, 1855).

Vidal, *De la Leucocythémie splénique.* In-8° de 74 pages ; Paris, 1856.

(2) *Loc. cit.*, 1844.

(3) *Loc. cit.*, 1845.

tions nutritives, ne sommes-nous pas pleinement autorisé à rapporter l'albuminurie à cette perversion même, au lieu d'invoquer des lésions rénales fort problématiques au début, et qui sont loin d'ailleurs d'avoir une valeur constante. C'est cette dernière assertion qu'il nous faut actuellement démontrer.

Dans ce but, ce n'est point sur des cas d'albuminurie sans lésions rénales que nous nous appuierons, puisque, dans notre opinion bien arrêtée, il n'y en a jamais au début, et que nous ne savons pas même approximativement pendant combien de temps l'albumine peut se montrer dans l'urine, avant que le rein témoigne par ses propres modifications qu'il a été anormalement impressionné par le trouble fonctionnel (1). Nous aurons recours à des faits bien autrement significatifs, à des cas de lésions rénales, de lésions de Bright bien constatées par l'autopsie, et dans lesquels l'urine n'a point été albumineuse. Un tel argument est sans réplique; et déjà Martin-Solon écrivait que le seul fait capable de détruire la relation de cause à effet entre la lésion du rein et l'état albumineux de l'urine serait l'existence d'un certain nombre d'exemples de lésions bien appréciables sans albuminurie. Eh bien, de tels exemples ne sont point rares aujourd'hui; tant que le nombre en a été très-limité, on s'est efforcé d'en donner une explication qui permît de les faire rentrer sous la loi commune, et l'on pourra voir bientôt à quelles subtilités d'imagination on s'est laissé entraîner dans ce but. Mais ces faits se sont multipliés maintenant au point d'avoir une valeur incontestable, et d'échapper ainsi à toute interprétation équivoque. Voyons donc les plus remarquables d'entre eux.

---

(1) Johnson évalue ce terme à six mois, mais ce n'est là qu'une hypothèse. D'après Graves, cette période pourrait être bien plus longue. D'ailleurs ce n'est point seulement la durée du trouble fonctionnel qu'il faut prendre ici en considération : c'est, avant tout, l'état général du malade et ses conditions diététiques habituelles.

Bright lui-même en rapporte deux peu connus (1). Le premier concerne un malade qui fut observé à Saint-Barthelemy's hospital, par le Dr G. Barrow; pendant les quinze jours qui précédèrent sa mort, l'urine était rare, mais parfaitement limpide. L'autopsie montra les reins dégénérés et la présence de lésions cardiaques. — Le second fut recueilli à Middlesex hospital par le Dr Watson. «Tant que le malade fut dans le service, il ne présenta pas d'albumine dans l'urine. Les reins furent trouvés complétement dégénérés. Alléguera-t-on que l'albuminurie avait existé à une époque antérieure et avait fini par disparaître? Ce serait un bien pauvre argument; car la dégénérescence des reins n'est point, que nous sachions, une lésion intermittente.

Un peu plus tard, Morrison (2) citait un cas pareil, et M. Forget (3) en faisait connaître un autre. C'est sur ces faits, ainsi que sur ceux qu'il avait observés lui-même, que s'appuyait Graves (4), l'année suivante, pour nier toute relation de causalité entre la lésion rénale et l'albuminurie; mais l'influence de l'anatomie pathologique était si grande alors, l'opinion erronée qu'on avait conçue des travaux de Bright était si répandue, que ces faits furent considérés comme autant d'exceptions inexplicables et très-rares, qui ne pouvaient atteindre en rien la doctrine régnante. Et cependant M. Monneret publiait, en 1839, une observation (5), dont le titre indique les circonstances principales, et qui acquérait plus d'importance

---

(1) *Gulstonian lectures,* 1833, p. 19.

(2) Le cas de Morrison est cité par Graves; nous n'avons pu le retrouver au lieu qu'il indique : *The Dublin journal,* 1837, p. 474.

(3) *Loc. cit.*

(4) *Loc. cit.,* 1838, obs. de William Burton.

(5) *Quelques remarques sur un cas de diabète sucré, accompagné d'une altération organique des deux reins (néphrite des auteurs), sans albumine dans l'urine;* par M. Monneret (Archives gén. de méd., 1839).

encore que les précédentes, en raison des réflexions pleines de justesse dont il la faisait suivre : « L'observation qu'on vient de lire est
bien digne d'intérêt ; elle nous montre la lésion anatomique que l'on
considère comme propre à la néphrite albumineuse, existant sans
les deux symptômes qui la caractérisent, à savoir : la présence de l'albumine dans l'urine et l'hydropisie..... On a pu voir en effet que le
rein droit offrait une altération tout à fait identique à celle que les
auteurs rapportent à la néphrite simple ou au premier degré de la
néphrite albumineuse, que, dans le rein gauche, le mal était plus
avancé, au troisième degré (dégénérescence jaunâtre)..... Un médecin familiarisé avec l'anatomie pathologique, à qui l'on aurait présenté les deux reins sans lui dire quelle était la maladie qui avait
emporté le sujet, aurait déclaré sans hésitation que l'on avait affaire
à une néphrite albumineuse ; et cependant jamais les urines n'offri-
rent d'albumine ; jamais il n'y eut d'œdème, de bouffissure du visage
ni d'ascite. Comment se fait-il donc que la lésion ait pu exister sans
les symptômes ? c'est ce que nous ne chercherons pas à expliquer. »
Or c'est ce dont il est facile de se rendre compte, si l'on accepte les
idées à l'exposition desquelles ce travail est consacré, si l'on admet
avec nous que l'albuminurie, loin d'être amenée par la lésion, favo-
rise le développement d'une altération qui peut d'ailleurs se montrer dans d'autres circonstances.

Mais poursuivons. En 1842, Graves (1) présenta à la Société pathologique de Dublin les reins d'un malade nommé Connell, âgé de
50 ans, mort hydropique à l'hôpital de Meath : « Le rein droit était
de grosseur normale ; mais, à la coupe, il était pâle et granuleux.
L'autre était un des meilleurs exemples, qu'on eût jamais vus, de ce
qu'on a appelé le *rein de Bright* (2). Il était dur et très-petit : la cap-

---

(1) *Proceedings of pathological Society* (The Dublin journal, 1843, p. 392).

(2) Nous ne pouvons nous empêcher de faire remarquer la justesse de cette
expression, préférable à tous égards à celle de *maladie de Bright*.

sule s'en détacha avec facilité, et la surface apparut alors raboteuse
et noduleuse (*nodulated*), montrant ainsi l'état le mieux confirmé,
la période ultime de la lésion. » L'urine n'avait jamais contenu d'albumine.

Trois ans plus tard, Williams (1) publie plusieurs observations, dont
il nous suffira de transcrire le titre, en ajoutant qu'il a été vérifié
par l'examen cadavérique : « Observations d'hydropisie par lésions
du foie et des reins ; symptômes de reins malades sans albuminurie
(*Symptoms of diseased kidneys without albuminuria.*) Il est vrai que,
pleinement convaincu de la toute-puissance de la lésion, il se hâte
de proposer une explication qui dénote vraiment plus d'ingéniosité
que de réflexion. Les capsules de Malpighi, dit-il, ont pour fonction
de sécréter l'eau de l'urine ; si la libre circulation du sang est empêchée dans le rein par le dépôt anormal qui constitue la lésion de
Bright, la fonction de ces corpuscules sera modifiée, et ils laisseront
passer le sérum; de là albuminurie. Mais, si le dépôt anormal qui se
fait dans le rein est très-étendu, il comprimera même les corps de
Malpighi; dans ce cas, il aura pour effet non pas de produire l'albuminurie, non pas de substituer la sécrétion du sérum à celle de
l'urine, mais simplement de réduire la sécrétion urinaire dans sa
quantité, et cela proportionnellement au dépôt. — En vérité, c'est
de l'imagination pure, et voilà tout. On ne peut concevoir qu'un
dépôt anormal se fasse dans le rein, sans que les glomérules soient
comprimés, et cette hypothèse fût-elle même vraie, ce n'est point
parce qu'un dépôt interstitiel s'est formé entre les canalicules qu'il y
a albuminurie; celle-ci, dans les cas complets, et de l'aveu de tous,
existe avant la période d'exsudation. De plus, il n'est point prouvé
qu'au début de l'affection, ce soit le sérum qui passe en nature. Enfin, lorsque les produits d'exsudation sont assez étendus pour com-

---

(1) *Clinical lecture delivered at University college hospital*, by B. Williams (London med. gaz., 1845, p. 833).

primer aussi les corps de Malpighi, et pour empêcher la formation
de l'albuminurie , ce n'est pas seulement l'absence d'albumine dans
l'urine , ce n'est pas seulement une diminution dans la quantité de
ce liquide, qu'on devrait observer, c'est la suspension complète de
la sécrétion, puisque, dans la théorie de l'auteur, l'eau de l'urine
est sécrétée par les glomérules. Quant à nous , nous croyons que
rien ne saurait mieux prouver l'insuffisance d'une doctrine, que la
nécessité de recourir, pour la défendre, à de telles explications. —
Et pourtant Williams n'est pas le seul qui en use ; la même année,
Barlow (1) se croyait également obligé d'employer toutes les res-
sources de son esprit pour expliquer un cas qui gênait fort ses idées
sur la subordination constante de l'albuminurie à une lésion rénale.
Il s'agit d'un homme de 23 ans, chez lequel la sécrétion urinaire
n'avait jamais été suspendue, et qui présenta à l'autopsie une oblitération complète du bassinet et de l'uretère droits, tandis que le
rein gauche formait une tumeur considérable ; l'urine n'avait jamais
été albumineuse. L'auteur convient avec franchise, qu'avec un tel
état des reins, on aurait dû trouver l'urine coagulable ; aussi est-il
fort embarrassé. Cependant il parvient à trouver une explication ;
laissons-le parler : « La pathogénie de ce fait ne manque pas de difficultés. L'altération du rein droit nous montre que, depuis une
très-longue période, la sécrétion de l'urine se faisait totalement par
le gauche ; mais ce dernier, d'après l'observation même du malade,
devait être dans un état voisin de la désorganisation depuis trois
mois au moins ; et cependant l'urine s'échappait de cette glande
unique et altérée, non-seulement en quantité abondante , mais
même en quantité excessive. Cette urine ne contenait pas d'albumine, et paraissait d'abord normale ; mais, en réalité, elle était d'une
densité si faible, qu'elle ne dépassait guère celle de l'eau ; les maté-

---

(1) *Select clinical reports*, by G. Hilaro Barlow (Guy's hospital reports, 1845,
p. 283).

riaux solides y faisaient défaut, de sorte que (si nous pouvons employer cette expression) la moitié seulement de la fonction du rein était accomplie. Or, si nous appliquons à ce fait la théorie moderne de la sécrétion rénale, savoir : que l'eau est le produit des petites touffes vasculaires qui forment les noyaux des corps de Malpighi, tandis que les principes solides sont excrétés par la membrane pariétale des tubes qui succèdent à ces corps, nous serons amené à croire que, dans le cas actuel, le siége de la lésion était primitivement dans ces tubes, tandis que les glomérules étaient intacts en ce qui touche leurs fonctions. » A quoi nous répondrons simplement que cette théorie moderne de la sécrétion rénale n'est point prouvée, et qu'elle pourrait bien n'avoir été imaginée que pour donner une fonction spéciale au système porte de Bowman, que les vaisseaux du rein ne provenant que d'une seule source, et toutes les parties de l'organe étant intimement solidaires, unies qu'elles sont par des rapports de contiguïté et de fonctionalité, il faut vraiment de la complaisance pour admettre que dans un cas, les tubuli seront atteints, les capsules de Malpighi restant normales, et que dans un autre, ces dernières seront modifiées, sans que les canalicules qui en partent soient le moins du monde altérés. Enfin, s'il était besoin de pousser l'argumentation jusqu'au bout, nous demanderions par où pouvait s'échapper l'eau sécrétée par les glomérules, une fois les tubuli complétement désorganisés. — Nous nous sommes arrêté un peu longuement sur la réfutation de ces explications pour le moins subtiles, parce qu'elles ne sont point encore abandonnées aujourd'hui, et que nous ne voulons pas être obligé d'y revenir. Au reste nous n'en avons pas fini avec les cas rebelles à l'empire de la lésion.

En 1851, Mazonn (1) publia trois cas identiques à celui de Graves

---

(1) *Zur Pathologie der bright'schen Krankheit.* 1 vol. in-8°; Kiew, 1851 (analysé dans l'année 1852 du *Canstatt's Jahrsbericht*).

et en tira des conclusions analogues. L'année suivante, Wilks consacre un long mémoire à l'étude de la maladie de Bright (1), et la lecture attentive de ce travail porte avec elle plus d'une instruction. Disposé à soutenir, lui aussi, l'omnipotence de la lésion, il s'inquiète peu des cas que nous venons de relater. L'albuminurie, l'hydropisie, tout cela n'est que secondaire, et après avoir discuté les différentes acceptions données jusqu'alors à l'expression *maladie de Bright,* il conclut ainsi : « Maladie de Bright signifie certaines conditions morbides du rein commençant par des modifications de structure dans l'organe lui-même. » C'est là, il faut le dire, la conséquence naturelle des travaux cités plus haut, lesquels, par une série continue de gradations, arrivaient, comme nous l'avons déjà vu, à faire de la maladie de Bright une lésion des reins. Wilks a eu le courage de ne pas reculer devant la conclusion, voilà tout. Toutes les fois donc qu'il rencontre à l'autopsie des reins altérés présentant l'une des lésions de Bright, qu'il y ait eu albuminurie, œdème ou non, peu importe, il admet une maladie de Bright. Mais, si un pareil résultat nous semble regrettable, il en est un autre auquel nous ne pouvons qu'applaudir ; fidèle aux principes que nous venons d'exposer, ce n'est pas seulement dans le cas d'albuminurie ou d'anasarque que l'auteur examine les reins soit à l'œil nu, soit au microscope, c'est dans toutes les autopsies qu'il pratique. Aussi est-il arrivé à rencontrer des lésions rénales caractéristiques sans urine albumineuse dans un bien plus grand nombre de cas que tous les autres médecins ; ce sont là tout autant de faits à l'appui de notre proposition. L'auteur divise en cinq classes toutes les lésions rénales qu'il regarde comme appartenant à la maladie de Bright. La première a pour type le rein augmenté de volume et blanchâtre (*the large white kidney*) ; il en donne 23 observations. La deuxième comprend les cas où le rein, sans être aussi gros,

---

(1) *Cases of Bright's disease with remarks,* by Samuel Wilks (Guy's hospital reorts, 1852, p. 232).

dépasse néanmoins son volume normal, et est en même temps comme rugueux ; c'est le *coarse kidney* de Wilkinson King. Il y en a 5 observations. La troisième classe est caractérisée par l'atrophie et le retrait de l'organe (*the small contracted kidney*). Les faits à l'appui sont au nombre de 35. La quatrième comprend les faits de dégénérescence fibreuse ; ce sont ces cas là que Wilks compare à la cirrhose. Il en cite 2 exemples. Viennent enfin 17 observations de reins gras (*the fat kidney*), lésion qui forme son dernier groupe. C'est un total de 82 observations, dont nous croyons devoir, par impartialité, retrancher deux cas où les malades moururent très-peu de temps après leur entrée à l'hôpital, de sorte que leur urine n'a sans doute pas été examinée, et un autre fait que l'auteur a fait entrer, nous ne savons pourquoi, dans sa première classe, puisque le rein « était parfaitement sain , même à l'examen microscopique. » Restent donc 79 observations avec lésions caractéristiques bien et dûment constatées, sur lesquelles 50 n'ont pas présenté le phénomène de l'urine albumineuse (1). On conçoit sans peine après cela que l'auteur n'accorde pas une grande importance à la présence de l'albumine. Aussi, lorsque dans un autre travail (2) il décrit les caractères de l'urine, il ne mentionne même pas l'albumine : « Dans tous les cas d'affections rénales, l'urine a été examinée avec beaucoup de soin, et l'on peut établir comme une règle que dans tous les cas d'hydropisie aiguë et scarlatineuse, aussi bien que dans ceux où l'on trouve le

---

(1) Parmi ces 50 observations, il en est dans lesquelles l'auteur déclare qu'il n'y avait pas d'albumine dans l'urine; mais il en est quelques-unes qui sont muettes sur ce point. Toutefois, comme dans les 29 cas où l'albuminurie a eu lieu elle est notée avec le plus grand soin , nous avons cru devoir la regarder comme absente là où elle n'est pas mentionnée; nous y sommes autorisé par la citation du même auteur, que nous rapportons ci-après.

(2) *Half yearly report of all the cases admitted into Guy's hospital from the commencement of april to end of september* 1852, by Samuel Wilks (Guy's hospital reports, 1852, p. 417).

large white kidney, elle contient un dépôt, indiquant suffisamment une action phlegmasique sur les tubes sécréteurs du rein. Dans toutes ces circonstances le sédiment de l'urine se compose de sang, d'épithélium, et d'exsudat inflammatoire. Dans la maladie de Bright chronique, dans ces cas où existe le *small granular kidney*, l'urine est abondante, claire, souvent d'une densité faible, quelquefois incolore. » Et rien de plus.

Que l'auteur se trompe en confondant les lésions rénales avec la maladie de Bright, qu'il se trompe encore en décrivant sous ce nom des cas où l'on n'a constaté que l'un des trois phénomènes dont la réunion est jugée nécessaire pour constituer cette affection; peu nous importe. Ce qui ressort de son travail, non moins que des autres faits que nous avons rapportés, c'est que dans bon nombre de cas qui sont à l'abri de toute contestation (1), les lésions les mieux caractérisées parmi celles qu'on rapporte à l'affection de Bright ont existé sans être accompagnées d'albuminurie. Ce qui ressort surtout du mémoire de Wilks, c'est que si ses prédécesseurs avaient fait, comme lui, l'examen des reins chez tous les sujets, et non point seulement dans les cas d'albuminurie, nous posséderions un nombre bien autrement considérable de cas analogues. Et en fait nous tenons de bonne source que dans les hôpitaux de vieillards l'on trouve fréquemment les reins plus ou moins altérés, sans qu'aucun symptôme pendant la vie ait éveillé l'attention de ce côté. Mais d'ailleurs les faits que nous venons d'étudier nous suffisent et au delà. Puisque les lésions regardées jusqu'ici comme la cause *sine qua non* de l'albuminurie peuvent exister sans que ce phénomène se produise, nous sommes autorisé à en chercher ailleurs les conditions

(1) Voyez encore un travail intéressant de Barclay, qui renferme 79 autopsies de malades tués par des lésions cardiaques. Sur ce total, l'auteur a trouvé 42 fois les lésions caractéristiques des reins, et, sur ces 42 cas, il n'a rencontré que 17 fois l'albuminurie. — *Contributions to the statistic of valvular disease of the heart*, etc., by A. White Barclay (The medico-chirurg. transact., 1848, p. 185).

pathogéniques; nous sommes fondé à nier qu'il existe une relation de causalité constante entre l'altération organique et l'expression fonctionnelle; nous sommes en droit d'établir que l'albuminurie chronique, comme celle qui est passagère, n'a pas, au début, d'autres causes que les troubles de la nutrition et les modifications du sang qui en résultent; nous sommes dans le vrai en un mot, lorsque nous avançons que l'albuminurie précède les lésions du rein et en détermine l'évolution ultérieure.

Qu'on n'aille pas inférer de nos paroles qu'il ne peut y avoir d'altérations rénales en dehors de l'albuminurie; une telle opinion ne saurait être soutenue, ainsi que le prouvent surabondamment les faits rapportés plus haut. Ce que nous entendons dire, c'est simplement ceci : lorsque, par suite de cette altération générale dont nous avons étudié les causes, altération que nous ne verrions aucun inconvénient à qualifier de *dyscrasie albumineuse,* il se produit de l'albuminurie, c'est ce trouble fonctionnel qui, par sa persistance, amène les lésions de l'organe sécréteur. Quant aux cas où le rein est modifié et même désorganisé sans qu'il y ait albuminurie, nous en saisissons moins bien le mécanisme. Cependant, si l'on considère que, dans ces cas, les reins ne sont jamais les seuls organes atteints, que l'on trouve constamment dans d'autres viscères, tels que le foie, la rate ou les poumons, des altérations nombreuses, que souvent il existe un ensemble remarquable de lésions vasculaires (dépôts valvulaires, plaques athéromateuses des artères, caillots multiples, ectasie capillaire); si l'on considère en outre que cet état des organes se trouve surtout chez des sujets déjà avancés en âge, ou chez des individus atteints de maladies diathésiques ou constitutionnelles, on sera porté à grouper en un seul faisceau toutes ces transformations organiques si diverses en apparence, et à les rattacher soit à une modalité spéciale des mouvements nutritifs dans les cas où l'âge seul peut être mis en cause, soit à une maladie générale bien déterminée, dont elles constituent les caractères anatomiques.

Cette digression n'a d'autre but que de mettre notre pensée à l'abri de toute interprétation équivoque; poursuivons. Malgré tout l'intérêt qu'il y aurait à savoir *par quel procédé* l'albuminurie produit des lésions persistantes du rein, à saisir celles-ci, pour ainsi dire, au moment même de leur formation, cette question ne peut être résolue aujourd'hui, et l'on est réduit à des hypothèses entourées d'une plus ou moins grande somme de probabilités. Déjà nous avons exposé comment nous concevons la production de la chute de l'épithélium et de l'hyperémie secondaire. Pour les lésions ultérieures, Valentin et Graves, comme nous l'avons vu, ont accusé les matériaux anormaux de l'urine d'agir directement sur le rein et d'en oblitérer les canaux. Or, tout en admettant leur opinion au moins pour la première période, nous la croyons insuffisante pour les suivantes, et nous pensons bien plutôt qu'en raison même de l'état général du malade, en raison du trouble croissant qu'une perte quotidienne d'albumine apporte dans les fonctions de réparation, il vient un moment où la nutrition du tissu rénal lui-même se trouve modifiée. Nous sommes ainsi porté à concevoir deux périodes dans la production de ces lésions : dans la première, le rein, traversé par un liquide dont la composition n'est plus normale, en reçoit une atteinte directe, et subit avant tout autre organe des modifications plus ou moins graves; dans la seconde, la nutrition de tous les tissus est pervertie, et en même temps que les altérations du rein deviennent de plus en plus profondes, il peut s'en développer d'analogues dans les différents organes. Il est tellement vrai d'ailleurs que les lésions rénales reconnaissent une cause tout à fait générale, tout à fait en dehors de l'organe lui-même, que les deux reins sont toujours atteints en même temps. Il n'est pas dans la science une seule observation qui vienne contredire cette assertion. Ce n'est que dans les cas de phlébite de l'une des rénales (1), dans

______

(1) Delaruelle, *loc. cit.*

le cas de ligature de l'une de ces veines (1), qu'on a vu un seul rein être d'abord altéré ; mais ces faits, loin d'aller contre notre doctrine, sont une démonstration saisissante de la différence qui sépare dans leur mode d'action une cause locale qui fait sentir son influence sur le *seul* organe qui lui soit directement soumis, et une cause générale qui, troublant non point un organe, mais une fonction, étend ses effets aux *organes similaires* chargés de l'accomplissement de cette fonction pervertie. — Mais, dira-t-on peut-être, pourquoi se produit-il tantôt une atrophie, tantôt un état graisseux, ou une dégénérescence fibreuse, ou quelque autre enfin de ces lésions du rein sur lesquelles disputent encore aujourd'hui les anatomo-pathologistes? La lésion devrait être identique, puisqu'elle succède à la même impression anormale. Il faudrait, pour soutenir une telle proposition, faire abstraction complète du *malade;* il faudrait oublier les modifications diverses qu'impriment à la vitalité des organes les constitutions individuelles ; il faudrait oublier que, dans les faits d'ordre pathologique, nous ne voyons point la même cause donner fatalement naissance aux mêmes effets; il faudrait oublier enfin que la même difficulté se dresse devant les partisans de la doctrine anatomique, et que l'argument retourne ainsi directement contre son auteur.

C'est ici le lieu de rapporter quelques expériences que nous avons entreprises précisément dans le but de saisir *de visu* le mode de production des lésions des reins consécutives à l'albuminurie. Notre intention était de rendre des animaux albuminuriques en les soumettant à un régime exclusivement albumineux; puis, ce premier résultat obtenu, de les conserver quelque temps encore, et de les sacrifier ensuite à des époques différentes, pour constater ainsi les modifications anatomiques éprouvées par les reins sous l'influence du trouble fonctionnel. Nous étions encouragé dans cette idée par

---

(1) Robinson, *loc. cit.*

les essais de MM. Brown-Séquard et Hammond, qui, se plaçant dans des conditions analogues, avaient vu l'albumine apparaître dans leur urine au bout de très-peu de jours. En conséquence, le 5 mars de cette année, nous mîmes en expérience à Brunoy, près Paris, deux chiens en parfaite santé; l'un était âgé de 2 ans, l'autre de 3 ans et demi. Il reçurent pour unique aliment des blancs d'œufs solidifiés par l'ébullition, et que nous leur avons administrés tantôt purs, tantôt mêlés à de l'eau tiède de façon à constituer une espèce de bouillie. Nous avons eu toujours soin de faire saler cette nourriture, et de faire renouveler tous les jours l'eau qui leur servait de boisson. Ces animaux du reste furent maintenus dans des conditions hygiéniques excellentes; ils étaient enfermés dans un vaste enclos situé en plein air, et un chenil maintenu dans un état de propreté parfaite leur offrait un abri suffisant contre le froid de la nuit. Pendant les sept premiers jours de notre expérimentation, six douzaines d'œufs (les jaunes mis à part, bien entendu) parurent suffire à nos chiens pour leur ration quotidienne; mais, dès le huitième, ils témoignèrent d'une façon non équivoque que cette quantité était au-dessous de leur appétit. De ce moment et jusqu'à la fin de l'expérience, ils reçurent sept douzaines d'œufs par jour. Si l'on se rappelle que l'albumen de l'œuf pèse en moyenne de 30 à 35 grammes, il est facile de calculer que chacun de nos animaux recevait pour son alimentation journalière 1 kilogramme 360 grammes d'albumine cuite. Malgré tous ces soins, nous n'avons pas eu le bonheur d'arriver au but que nous espérions. Nous avons examiné trois fois par semaine l'urine de nos chiens, et jamais à aucun moment elle n'a donné, ni par la chaleur ni par l'acide nitrique, les réactions caractéristiques. Le seul résultat intéressant a été celui-ci : nous avions soin, à chaque essai d'urine, d'en examiner une portion avec le tannin, et nous avons pu constater que la proportion d'albuminose qui y était contenue diminuait en raison directe du temps écoulé depuis le début de l'expérience, c'est-à-dire à mesure que se prononçaient davantage les effets d'une alimentation évidemment insuffisante. Pendant la troisième et la quatrième semaine, nos chiens, dont les fonctions digestives avaient été normales jusque-là, éprouvèrent une diarrhée très-abondante. Ceci éveilla notre attention, et nous eûmes l'idée que cette albumine, infructueusement cherchée dans le liquide urinaire, s'échappait peut-être par le canal intestinal, en raison soit d'une digestion imparfaite, soit d'une résistance quelconque à l'absorption. Dès lors, et jusqu'à la fin, nous examinâmes les matières fécales en même temps que l'urine. Notre procédé était le suivant : les matières étaient délayées avec de l'eau distillée, puis le tout était jeté sur un filtre de papier double. Le liquide ainsi obtenu était fortement alcalin, et n'a jamais offert de précipité ni par l'acide azotique ni par la chaleur, bien que nous eussions soin, pour l'emploi de ce dernier réactif, de rendre la liqueur acide. Le tannin, le sublimé, l'alcool, y révélaient au contraire la présence d'une certaine quantité de matière organique, qui diminua notablement lorsque, vers la fin de la quatrième semaine, la diarrhée eut cessé subitement. Enfin, au bout de cinq semaines (7 et 9 avril), nos deux chiens moururent à 48 heures d'intervalle après avoir passé par tous les degrés de l'affaiblissement, et en être arrivés à ce point, pendant les cinq derniers jours, qu'ils ne pouvaient se soutenir sur leurs jambes, sans s'appuyer contre le mur de leur enclos. — L'ouverture de leur corps ne nous a montré que les lésions bien connues qu'entraîne la mort par inanition (1), et en particulier un retrait de l'estomac tel que sa muqueuse était complétement froncée et que la capacité du ventricule était certainement diminuée de moitié. Les reins étaient parfaitement sains, et participaient seulement de l'état d'anémie de tous les organes.

Comment concevoir le résultat négatif de ces expériences, qui n'ont pas même donné le phénomène primordial que nous en attendions? comment l'expliquer, surtout en présence des résultats qu'a

---

(1) Voy. Chossat, *Recherches expérimentales sur l'inanition.* In-4°; Paris, 1843.

fournis l'expérimentation sur l'homme? En vérité, nous l'ignorons. Il faut bien nous borner à invoquer une susceptibilité beaucoup moindre chez le chien que chez l'homme, et une résistance plus grande aux causes perturbatrices des mouvements nutritifs. Peut-être aussi, en raison même de l'absence de tout autre aliment, en raison surtout des bonnes conditions dans lesquelles étaient d'ailleurs nos animaux, les principes albuminoïdes qu'ils digéraient n'étaient-ils que plus rapidement et plus complétement assimilés, ce qui compensait dans de certaines limites l'insuffisance des moyens de réparation. Il est bon de remarquer en effet combien nos expériences diffèrent de celles de Johnson et de Simon; non-seulement ils ont donné à leurs chats une nourriture azotée, mais cette nourriture était corrompue; de plus les animaux étaient enfermés dans un lieu où ils ne pouvaient respirer qu'un air impur, et cela dans une obscurité complète. Ces expérimentateurs s'attaquaient donc non point seulement aux fonctions nutritives proprement dites, mais à toutes celles qui président à la constitution du sang normal, à toutes les fonctions hématopoïétiques enfin. Il n'est point surprenant que les résultats aient été différents.

Recourant alors à un autre procédé, nous avons pris deux chiens de 2 à 3 ans pour leur faire des injections d'albumine dans les veines. Nous n'avons pas été plus heureux : sur un premier chien, nous avons injecté dans la veine jugulaire externe gauche 100 grammes d'albumine d'œuf; nous avions eu soin de purger la seringue d'air, et pourtant, au moment où l'injection allait être achevée, l'animal expira. A peine avons-nous été certain de sa mort que nous avons ouvert sa poitrine et examiné son cœur. Le ventricule droit était plein d'un magma rouge, qui nous a paru constitué par une bonne partie de notre albumine; la veine cave supérieure était distendue outre mesure, et nous avons la conviction que les mouvements du cœur ont été subitement enrayés par l'arrivée subite dans sa cavité de cette quantité considérable de matière étrangère. Instruit par ce résultat, nous avons choisi chez notre second chien la veine fémorale droite, et nous ne lui avons injecté que 30 grammes d'albumine. Les choses se passèrent très-bien : le soir même, l'animal était remis et mangeait avec appétit; son urine, examinée à ce moment et le lendemain à deux reprises différentes, ne nous présenta point d'albumine. Le surlendemain nous pratiquâmes, dans la veine crurale gauche, une nouvelle injection de 30 grammes. Cette opération était terminée depuis une seconde à peine, lorsque l'animal parut suffoquer; il mourait la minute suivante. L'autopsie nous a montré une rupture de la veine cave inférieure à son entrée dans le péricarde. Les parois du vaisseau nous ont semblé saines.

Nous avons alors renoncé à un procédé d'étude qui ne nous avait donné que des déceptions, et nous y avons renoncé avec d'autant moins de regret que, à la même époque, nous avons constaté sur deux malades l'existence d'un phénomène qui n'a point été signalé jusqu'ici, et qui apporte à notre manière de voir une confirmation aussi absolue que celle que nous avions vainement cherchée dans la voie de l'expérimentation. Convaincu que l'albuminurie, même persistante, n'est point sous la dépendance immédiate des lésions rénales, que celles-ci n'ont jamais qu'un rôle secondaire, et que toute l'évolution pathologique est dominée et produite par cet état général que nous avons signalé, nous avons été conduit à penser que, dans les cas anciens, l'albumine devait se perdre par d'autres voies que la sécrétion rénale, et en particulier par l'intestin. Dans les deux seuls cas que nous ayons été à même d'observer depuis ce moment, nous avons eu la satisfaction de voir se vérifier notre induction.

Dans le premier, il s'agit d'une femme de 29 ans qui entra à l'hôpital Necker, au mois d'avril dernier. Quatre mois auparavant, elle avait été prise, nous dit-elle, d'angine couenneuse et d'érysipèle ambulant (peut-être bien s'agissait-il d'une scarlatine), et elle était à peine remise de cette maladie qu'elle vit ses jambes et son visage enfler. A son entrée dans notre service, son urine contenait une telle quantité d'albumine, qu'elle se prenait presque en masse par la chaleur et l'acide nitrique ; l'anasarque était devenue générale.

Huit jours après son entrée, elle présentait un double hydrothorax avec pneumonie du côté droit; des hémoptysies fréquentes eurent lieu à ce moment. C'est alors que la diarrhée survint, pour résister jusqu'à la fin à tous les moyens dirigés contre elle. C'est alors aussi que nous avons procédé à l'examen des matières fécales, en employant le même procédé que nous avons décrit plus haut. Dès le premier jour, nous avons constaté par l'acide nitrique un précipité albumineux assez abondant dans la liqueur alcaline que nous obtenions par la filtration; et si nous avions pu conserver quelques doutes sur sa nature, ils eussent complétement disparu devant ce fait que le liquide ne précipitait par la chaleur qu'après avoir été acidifié par une goutte d'acide, ce qui caractérise, comme on le sait, les solutions albumineuses. A partir de ce moment jusqu'à la mort de la malade, qui arriva trois semaines après, nous avons à chaque examen (il y en eut cinq) constaté le même résultat; nous avons même pu voir le précipité albumineux devenir un peu plus considérable, sans qu'il augmentât toutefois dans la même proportion que celui de l'urine. Il serait superflu sans doute de rappeler que les matières fécales à l'état normal ne contiennent pas d'albumine. Liebig ne mentionne pas ce produit dans ses analyses; Berzelius égale à 0 l'albumine des excrétions alvines normales (1); Vauquelin note également son absence; les mêmes chimistes avec Simon (2) l'ont trouvée au contraire dans le méconium, fait caractéristique si on le rapproche de celui que nous avons signalé plus haut au sujet de l'urine fœtale. Ihring (3), dans un travail spécial sur le sujet, n'a

---

(1) Dans une ancienne analyse rapportée par MM. Pelouze et Fremy (*Traité de chimie générale*), Berzelius signalait une fraction insignifiante d'albumine, 0,09; dans une analyse ultérieure, donnée par les *Archives générales de médecine* en 1853, l'albumine est égalée à 0. Nous n'avons pu remonter à la source de cette dernière analyse.

(2) *Loc. cit.*

(3) *Mikroskopisch chemische Untersuchungen menschlicher Fœces unter verschiedenen pathologischen Verhältnissen.* Inauguralis Abhandlung; Giessen, 1852.

trouvé de l'albumine dans les matières excrétées que dans les cas de tubercules intestinaux ; enfin Marcet (1), dans ses leçons cliniques, signale son absence et oppose même ce fait négatif au résultat positif que donne l'examen des matières fœtales. Nous savions tout cela, et cependant nous avons tenu à constater nous-même ce résultat par notre même procédé, soit sur deux malades guéris qui devaient quitter l'hôpital le lendemain, soit sur deux femmes atteintes l'une de chlorose, l'autre d'affection du cœur sans albuminurie ; le liquide alcalin que nous avons obtenu dans ces différentes circonstances présentait les mêmes caractères organoleptiques que le précédent, mais jamais il n'a donné de précipité par les réactifs caractéristiques ; jamais il ne s'est même troublé sous leur influence. Nous avons répété la même expérience avec le même résultat négatif sur deux chiens bien portants, et d'ailleurs le résultat également négatif que nous avions obtenu sur les deux animaux dont nous avons retracé l'histoire apportait à ce fait la confirmation la plus éclatante, car il était d'autant plus significatif que le régime auquel étaient soumis ces chiens aurait bien pu entraîner dans les matières alvines quelque portion d'albumine, s'il ne fallait point pour cela des conditions toutes particulières. Et pourtant nous ne pouvions tirer de ces faits aucune conclusion avant que l'autopsie fût venue nous démontrer la parfaite intégrité de la muqueuse intestinale. M. le professeur Nat. Guillot, dans des recherches déjà anciennes mais encore inédites qu'il a bien voulu nous communiquer, a constaté que les matières fécales contiennent de l'albumine, reconnaissable par les procédés habituels, toutes les fois qu'il existe des ulcérations sur la muqueuse ; et par exemple il en a trouvé dans tous les cas de dysentérie grave, et il a même noté qu'ici la quantité d'albumine jour-

---

(1) *A course of lectures on the chemistry, physiology and pathology of human excrements,* by W. Marcet (Med. times and gaz., 1858, p. 53).

nellement évacuée est la meilleure base du pronostic ; il en a trouvé également dans la fièvre typhoïde, et cela est tout simple, puisque dans tous ces cas des vaisseaux sont ouverts. Or les ulcérations intestinales peuvent se rencontrer comme lésions ultimes de l'albuminurie chronique, et le phénomène nouveau que nous avions constaté ne pouvait être utilisé en tant que preuve de notre opinion, que si nous trouvions une muqueuse parfaitement saine. Eh bien, c'est ce que nous avons rencontré en effet : la malade mourut d'accidents cérébraux comateux qui durèrent quarante-huit heures. Les deux reins étaient altérés ; ils étaient atrophiés et auraient pu servir de types pour le *small contracted kidney ;* le double hydrothorax, la pneumonie fibrineuse, furent constatés également. Quant à la muqueuse intestinale, elle était saine dans toute son étendue ; elle était bien plutôt pâle que congestionnée. Nous nous y attendions d'ailleurs, car les ulcérations intestinales dans le cas d'affection de Bright sont consécutives à la diarrhée ; il faut que celle-ci dure un certain temps pour que la muqueuse soit définitivement altérée, et ce n'était pas le cas de notre malade, qui n'avait présenté de diarrhée que depuis trois semaines (1). Ce fait pouvait donc et sans réserves servir de démonstration directe à notre manière de voir : il est clair que les lésions rénales n'ont dans toute l'évolution des phénomènes morbides qu'une valeur secondaire ; il est certain que l'albuminurie n'est point sous leur dépendance immédiate ; il est évident enfin que ce trouble fonctionnel reconnaît avant tout pour causes certaines con-

---

(1) Entre plusieurs autorités que nous pourrions citer à l'appui de cette manière de voir, nous mentionnerons Oppolzer, qui, bien que ne soupçonnant pas l'existence de l'albumine dans les matières fécales, interprète comme nous l'évolution des lésions intestinales : «Souvent, dit-il, la muqueuse intestinale est prise d'un catarrhe qui se révèle par une diarrhée profuse et des coliques. *Si ce catarrhe* dure longtemps, il s'y joint une altération des follicules et dans beaucoup de cas une inflammation pseudo-membraneuse qui hâte la terminaison fatale.» — *Klinik des Prof. Oppolzer in Wien; Morbus Brightii* (Spitals Zeitung, 1859, p. 49).

ditions générales dont nous avons montré l'influence pathogénique, puisque l'albumine se perd non point seulement par les reins altérés, mais par une vaste surface muqueuse parfaitement saine. Dès lors ce qu'il faut voir dans l'albuminurie, ce n'est point un signe indicatif de tel ou tel état des reins ; c'est, comme nous l'avons dit bien des fois, la manifestation visible et palpable de certains troubles généraux dont la gravité et l'incurabilité sont directement proportionnelles à l'ancienneté du phénomène anormal, et surtout à sa généralisation. Il est clair que le malade qui perd son albumine par l'intestin par exemple en même temps que par les reins est dans un état bien plus prochainement redoutable que celui qui se trouve encore dans les conditions opposées. Ce sont là des conséquences auxquelles on serait arrivé facilement, si l'on n'eût pas négligé jusqu'ici la recherche de l'albumine telle que nous l'avons pratiquée (1). — Le cerveau de notre malade était sain, et il n'y avait pas d'hydrocéphalie soit arachnoïdienne, soit ventriculaire ; la quantité du liquide céphalo-rachidien était normale, et il était impossible d'ad-

---

(1) Ce passage était écrit lorsque, en achevant nos recherches bibliographiques, nous avons rencontré une observation dans laquelle Parkes signale l'albumine dans les matières fécales de son malade. Cependant nous n'avons pas retranché la qualification de *nouvelles* que nous avons donnée à nos investigations, d'abord parce que nous ignorions le fait de Parkes, mais surtout parce qu'il ne tire de ce fait aucune conclusion ; loin de là, il termine ses réflexions en lui déniant toute importance. Or il y a une différence capitale entre celui qui constate un fait, et ne va pas plus loin, et celui qui s'efforce de saisir le mécanisme de sa production, et de montrer comment il se rattache à une doctrine générale. Pour tout dire, *voir* n'est pas *observer*. De plus, le procédé de Parkes nous semble sujet à caution : il épuise les matières par une solution potassique, et obtient ensuite un précipité albumineux par l'acide nitrique et *par la chaleur*. Ceci jette de l'incertitude sur toute l'observation : il ne dit pas s'il avait acidifié sa liqueur ; s'il ne l'a pas fait, son précipité ne peut pas être de l'albumine, et d'ailleurs la présence de la potasse rend, selon nous, les résultats moins nets. — *Clinical lecture at the University college hospital,* by A. Parkes (Medic. times and gaz., 1852).

mettre un épanchement séreux. Nous insistons sur ce point parce
que cette absence d'épanchement, que M. le professeur Guillot a
constatée avec nous, donne une grande valeur à un autre fait nouveau que nous avons à signaler, savoir : la présence d'une notable
quantité d'albumine dans le liquide cérébro-spinal, qui n'en contient
que des *traces* à l'état physiologique (1). Ceci nous semble de la
plus haute importance à deux points de vue : c'est une confirmation
de plus de la loi que nous venons de formuler au sujet de la généralisation, de l'ubiquité, si nous osions ainsi dire des pertes d'albumine, mais en outre c'est un fait qu'il faut désormais rechercher avec
soin dans tous les cas analogues, car s'il se vérifiait constamment,
on y trouverait pour la production des accidents cérébraux une explication facile, susceptible de démonstration directe, et qui échap-
perait ainsi au reproche d'hypothèse. On conçoit en effet que la
présence de l'albumine dans ce liquide, qui en est exempt d'ordinaire, doit en modifier complétement les propriétés, et qu'il devient
susceptible, dans ces conditions antiphysiologiques, d'exercer une
action fâcheuse sur les centres nerveux. Mais, nous le répétons, ceci
a besoin d'être constaté de nouveau ; il faut surtout pratiquer un
dosage exact de l'albumine dans les cas pathologiques, afin d'être
en mesure d'indiquer de combien sa proportion dépasse alors les
quelques centièmes de l'état normal. Quoi qu'il en soit, nous sommes heureux de déclarer ici que nous avons été mis sur la voie de
ce fait intéressant par notre excellent maître M. le professeur Guillot,
qui nous a dit avoir constamment trouvé de l'albumine en quantité
dans le liquide qu'il obtenait par la ponction des membranes encé-
phaliques chez des enfants hydrocéphales (2). Il est vrai qu'ici les

---

(1) D'après Lassaigne (voy. Pelouze et Fremy), il contient sur 100 parties 0,088
d'albumine.

(2) Comparez Schlossberger : *Analyse von hydrocephalischen Flüssigkeiten*
(Archiv. für physiol. Heilkunde, 1851).

faits ne sont point comparables, puisque dans l'hydrocéphalie il se fait un épanchement de sérosité qui jette dans le liquide céphalo-rachidien une partie des principes du sérum ; mais il n'en est pas moins vrai que c'est la connaissance de ce résultat qui nous a conduit à étudier le liquide cérébro-spinal de notre malade. A ce sujet, nous devons mettre en garde contre une cause d'erreur. Lorsqu'on veut procéder à l'examen chimique du liquide cérébral, soit qu'on le recueille directement dans les ventricules cérébraux, soit qu'a-près avoir enlevé l'arc postérieur de la douzième dorsale, on intro-duise la pointe acérée d'un tube dans la cavité des méninges rachi-diennes, il est une précaution indispensable, c'est d'éviter qu'une seule goutte de sang vienne se mêler au liquide ; sinon le précipité albumineux n'aurait aucune signification. C'est là un point délicat ; mais, avec un peu d'attention, on se mettra à l'abri de cette source d'erreur, que nous avons eu soin d'éviter dans notre propre expé-rience.

Notre second fait est moins probant, puisqu'il n'a pas été suivi d'autopsie. C'était un jeune homme de 27 ans, qui, étant à Rome il y a trois ans, avait longtemps souffert de fièvres intermittentes, auxquelles nous avons rapporté le début de l'albuminurie qui l'ame-nait à l'hôpital Necker. L'urine était fortement coagulable ; les pieds et le visage étaient enflés, mais l'œdème n'était point général. La diarrhée n'existait que par intervalles. En huit jours, nous fîmes deux examens des matières fécales, et deux fois nous y avons con-staté la présence de l'albumine. Du reste, le malade s'affaiblissait rapidement ; c'est même pour ce motif qu'il voulut retourner chez ses parents, de sorte que nous l'avons perdu de vue.

Tels sont les faits nouveaux qui viennent justifier notre opinion ; ce sont eux qui, réunis aux considérations de divers ordres que nous avons exposées, nous autorisent, du moins nous le pensons, à regarder comme démontrées les propositions que nous avons énoncées dans ce travail, propositions qui peuvent se résumer ainsi : abstraction faite de celle qui se développe sous des influences toutes-mécaniques , l'albuminurie reconnaît pour cause une perturbation passagère ou durable des phénomènes nutritifs. A un trouble passager, correspond l'albuminurie dite *passagère; à* un trouble durable , répond l'albuminurie persistante, dite *maladie de Bright chronique.* — Les lésions rénales n'ont qu'une importance secondaire; une fois produites, elles aggravent les phénomènes et elles en accélèrent l'évolution , voilà tout. Donc, ce qui caractérise l'état morbide décrit par Bright, ce n'est point la lésion, elle manque souvent ; ce n'est point la durée plus ou moins longue de l'affection, c'est une donnée insuffisante; ce n'est point sa gravité plus ou moins menaçante., elle dépend simplement de l'ancienneté du debut, c'est le phénomène albuminurie. Le raisonnement et l'examen des faits nous conduisent donc à cette conclusion, à laquelle nous avait amené déjà l'étude des travaux d'anatomie pathologique pure, c'est qu'il n'existe entre l'albuminurie passagère et celle qu'on a décorée du nom de maladie de Bright aucune différence de nature qui justifie une division tranchée; il n'y a entre ces divers états que des différences de degré, c'est-à-dire d'âge et de gravité. Il n'y a aucune raison suffisante pour donner à l'un le nom de maladie de Bright , si on le refuse à l'autre. La séparation de ces états est complétement artificielle, car il est donné au médecin de les voir se succéder sous ses yeux , et si elle a été acceptée jusqu'ici sans contrôle , c'est à cause de l'importance fort exagérée que l'on a accordée aux altérations anatomiques du rein.

Mais ce n'est pas tout ; notre but ne serait pas atteint si nous ne montrions quelle place doit prendre en nosologie l'état morbide qui nous a occupé. Or, nous le disons hautement, ce que l'on décrit sous le nom de *maladie de Bright* ne nous présente aucun des caractères fondamentaux de la maladie : l'*essentialité* lui manque, car il apparaît toujours comme conséquence d'une maladie antérieure ; l'*immutabilité,* cet autre caractère de la maladie, qui consiste dans une évolution *propre, régulière et constante,* lui fait également défaut ; rien de fixe en effet, quant à la présence et à la nature de la lésion, ni

quant à l'enchaînement et à la succession des troubles symptomatiques. Peut-être nous opposera-t-on les cas où l'albuminurie succède à l'impression du froid ; nous croyons cette exception plus
apparente que réelle ; la plupart des observations se taisent sur la
constitution de l'individu, sur son état de santé antérieur, et elles
ne sauraient déposer en faveur du développement primitif et indé-
pendant du phénomène.—Mais, si nous constatons ici l'absence des
caractères qui *seuls* permettent de qualifier de *maladie* un état morbide déterminé, qui *seuls* en autorisent l'admission au rang des entités
morbides, nous y trouvons présents, en revanche, tous ceux qui sont
propres à l'*affection*, entre autres, le premier de tous, la subordination constante soit à une maladie antérieure, soit à un état
constitutionnel ou diathésique apréciable. Nous refusons donc complétement le nom de maladie à l'état décrit par Bright; nous ne pouvons y voir autre chose qu'une affection qui, comme l'endocardite
rhumatismale, avec laquelle elle offre plus d'un rapport, peut
être passagère et sans gravité ou permanente et mortelle, l'affection devenant alors plus grave que la maladie qui lui a donné naissance. Un sentiment de justice nous prescrivant d'ailleurs de faire
entrer dans la terminologie de cet état morbide le nom de l'illustre
médecin de Guy's hospital, ce sera pour nous l'*affection de Bright*
aiguë ou *chronique*. Cette dénomination, conforme à la réalité des
faits, a l'avantage de fixer la véritable place nosologique que doit
occuper ce groupe de phénomènes, et d'en indiquer par là même
les traits principaux; elle rappelle en même temps l'identité de nature qui unit les diverses formes, caractère essentiel qui permet
de concevoir et d'observer entre les cas les plus légers et les cas
les plus graves une série non interrompue de transitions insensi-
bles. Ces transitions constituent, nous le répétons une dernière
fois, autant de périodes différentes, et non point autant d'états
morbides distincts. En juger autrement serait méconnaître, selon
nous, les affinités naturelles les mieux établies, disons même les
plus évidentes; car il n'est pas une de ces diverses périodes qui,

tout en modifiant aux yeux de l'observateur les manifestations symptomatiques, ne lui permette de reconnaître aisément la cause générale qui a produit l'affection tout entière; il n'en est pas une qui n'en présente et n'en garde fidèlement l'empreinte. Cela est si vrai que, lorsque la persistance du trouble fonctionnel a amené dans l'organe sécréteur des altérations matérielles, variables dans leurs caractères extérieurs, lorsque de nouveaux symptômes, tels que la diminution de l'albumine du sérum, l'accroissement de la quantité normale de l'urée, l'hydropisie, viennent révéler les modifications désormais permanentes des reins, il se fait dans le sang une prodigieuse accumulation de fibrine, témoignage irrécusable qui rappelle, à ce période ultime de l'affection, l'influence toute-puissante des perturbations nutritives qui ont présidé à son développement initial.

INDEX BIBLIOGRAPHIQUE.

Malgré l'étendue de nos recherches, nous ne prétendons point donner ici une bibliographie complète de la question ; nous voulons seulement présenter par ordre de dates les différents travaux que nous avons consultés, et les désigner par des indications précises, afin d'éviter à d'autres les difficultés que nous avons rencontrées. Cet index n'est pas d'ailleurs un double emploi, car un grand nombre des mémoires qu'il renferme n'ont point été cités dans notre travail.

Pathologie et anatomie pathologique.

Cotugno. — De Ischiade nervosa commentarius. — In-8°; Vienne.   1770
    Il y a une autre édition imprimée à Naples, 1764.

Fordyce. — Elements of the practice of physic. — 5ᵉ édit. in-8°; London.   1784

Cruickshank. — In Rollo : Cases of diabetes mellitus. — In-8°; London.   1798

Darwin. — Zoonomia. — In-8°, third edition; London.   1801

Dupuytren et Thénard. — Annales de chimie, t. LIX.   1806

Watt. — Cases of diabetes, consomption, etc. — In-8°; Paisley. — Citation empruntée à M. Rayer.   1808

Wells. — Observations on the dropsy which succeeds scarlet fever; on the presence of the red matter and serum of the blood in the urine of dropsy which has not originated in scarlet fever. — Transact. of a Society for the improvement of medical and chirurg. knowledge, t. III.   1812

Blackall. — Observations on the nature and cure of dropsies. — In-8°; London.   1813

Abercrombie. — Observations on certain dropsical affections which are successfully treated by blood-letting. — Edinburgh med and surg. journal.   1818

Scudamore. — A treatise on the nature of gout and gravel. — Fourth edit., in-8°; London.   1823

Howship. — A practical treatise on the symptoms, etc., of the most im-

portant complaints that affect the secretion and excretion of the
urine. — In-8°; London. — Citation empruntée à M. Rayer.   1823

Bright. — Report of medical cases selected, with a wiew of illustrating the
symptoms and cure of diseases by a reference to morbid anatomy.
— In-folio; vol. the first.   1827

Christison. — Observations on the variety of dropsy vhich depends on
diseased Kidney. — Edinb. med. and surg. journal.   1829

Elliotson. — Clinical lectures; on Dropsy. — London med. gaz.   1830

Gregory (C.). — On diseased states of the Kidney connected during life
with albuminous urine, illustraded by cases. — Edinb. med. and
surg. journal.   1831

Graves. — On the effects of colchicum on the urine in acute arthritis, and
on the appearance of albumen in the urine in dropsy. — London med.
gaz.   1831

Bright. — Report of medical cases, etc.; in-folio, vol. the second.   1831

Barlow. — On Dropsy. — The Midland med. and surg. reporter.   1832

Spittal (R.). — Dissertatio de quodam vitio, quod urinæ mutatio particularis comitatur. — Edinb.   1832

1833.

Alexander. — Contributions to pathology, Scarlatina. — London med. gaz.

Craigie. — Observations pathological and therapeutic on the epidemic cholera
as it has prevailed in Edinburgh. — Edinburgh med. and surg. journal.

Darwall. — Dropsy, in Cyclopœdia of practical medicine, by John Forbes, Alexander Tweedie, and John Conolly. — Royal in-8°; London.

Elliotson. — Disease of the urinary organs. Nephritis. — London med. gaz.

Bright. — On the functions of the abdomen and some of the diagnostic marks
of its disease. — Gulstonian lectures; London med. gaz..

Genest. — Recherches sur l'anasarque idiopathique et son traitement. — Gazette
médic. de Paris.

Hamilton. — On the epidemic scarlatina and dropsical affection which prevailed
in Edinburgh during the autumn of 1832. — Edinb. med. and surg. journal.

Peddie. — Case of dropsy and gangrene occurring in a family who had subsisted
for some time on unwholesome potatoes. — Edinb. med. and surg. journal

Tissot. — De l'Hydropisie causée par l'affection granuleuse des reins. — Thèses
de Paris.

Wilson (A). — On fits and sudden death in connexion with diseases of the kidneys. — London med. gaz.

1834.

Baudelocque et Constant. —Clinique de l'hôpital des Enfants malades—Trois cas d'anasarque avec urines albumineuses, liée à une altération des reins. — Gaz. méd. de Paris.

Burrows. — Physiological and pathological observations on blood and urine. — Gulstonian lecture; London med. gaz.

Craigie. — Report of the cases treated during the course of clinical lectures delivered at the royal Infirmary in the session 1832-1833. — Edinb. med. and surg. journal.

Guersant et Constant. — Clinique de l'hôpital des Enfants Malades. — Un cas de scarlatine suivie d'anasarque. — Gaz. méd. de Paris.

Sabatier. — Considérations et observations sur l'hydropisie symptomatique d'une lésion spéciale des reins. — Archives gén. de méd.

1835.

Anderson. — Observations on renal dropsy illustrated by cases and a dissection. — London med. gaz. — Coagulable urine in connexion with cerebral disorder and disease of the heart. — Eodem loco.

Carlutt. — Report on dropsy. — The medico-chirurg. review.

Désir (A). — De la présence de l'albumine dans les urines, considérée comme phénomène et comme signe dans les maladies. — Thèses de Paris.

Monassot. — Étude sur la granulation des reins. — Thèses de Paris.

Macmichael. — Some remarks on dropsy. — London med. gaz.

Osborne. — On dropsies connected with suppressed perspiration and coagulable urine. — In-8°; London.

Roe. — Dropsy from diseased kidney. — London med. gaz.

1836.

Bright. — Cases and observations illustrative of renal disease accompanied with the secretion of albuminous urine. — Guy's hospital reports. Memoir the first.

Genest. — État actuel des connaissances sur la maladie des reins désignée sous les dénominations de *maladie de Bright*, etc. — Gazette méd. de Paris.

Johnson (J.). — Some cases of disease of the kidney. — The medico-chirurg. review.

Lee. — On the functions of the fœtal kidney. — Eodem loco.

1837.

BOUILLAUD. — Clinique médicale de l'hôpital de la Charité. — In-8°; Paris.

BUREAU. — De la Néphrite albumineuse ou maladie de Bright. — Thèses de Paris.

FORGET. — Lettre à M. Rayer sur l'albuminurie. — Gazette méd. de Paris.

GRAVES. — On the treatment of various diseases. — The Dublin journal of medical science.

HAMON. — Observation d'hydropisie avec urine albumineuse et altération des reins. — Bulletin clinique et Gazette médic. de Paris.

LITTRÉ. — Compte rendu de l'Atlas du Traité des maladies des reins, de Rayer. — L'Expérience.

MATEER. — On the coagulability of urine as a diagnostic and therapeutic sign of dropsies. — Edinb. med. and surg. journal.

RAYER. — Revue critique des principales observations faites en Europe sur les urines chyleuses, albumino-graisseuses, etc. — L'Expérience.

SEYMOUR. — The nature and treament of dropsy considered especially in reference to the diseases of the internal organs which most commonly produce it. — The medico-chirurg. review.

SIDEY. — Remarks on the scarlet fever epidemic in Edinburgh in 1835-1836. — Edinb. med. and surg. journal.

VALENTIN. — Pathologische Anatomie, Nieren. — Repertorium für Anat. and Physiol.

WOOD. — An account of scarlet fever as it appeared in several of the charitable institutions of Edinburgh. — Edinb. med. and surg. journal.

1838.

EVANSON and MAUNSELL. — A practical treatise on the management and diseases of children. — In-8°, sec. edit.; London.

GRAVES. — Clinical lectures on medicine delivered at the Meath hospital, Dublin. — London med. gaz.

GLUGE. — Anatomische und mikroskopische Untersuchungen zür allgemeinen und speciellen Pathologie.

VALENTIN. — Pathologische Anatomie, Nieren. — Repertorium für Anat. und Physiol.

WILLIS (R.). — Urinary diseases and their treatment. — 1 vol. in-8°; London.

MARTIN-SOLON. — De l'Albuminurie ou hydropisie causée par la maladie des reins ; des modifications de l'urine dans cet état morbide, à l'époque critique des maladies aiguës et durant le cours de quelques affections bilieuses. — In-8° ; Paris.

1839.

ADDISON. — On the disorders of the brain connected with diseased kidneys. — Guy's hospital reports.

BRIGHT. — On abdominal tumours and intumescence, illustrated by cases of renal disease. — Eodem loco.

CHRISTISON. — On granular degeneration of the kidnies and its connection with dropsy, inflammation and other diseases. — 1 vol. in-8° ; Edinburgh and London.

GREGORY (G.). — Notes of the occurrences at the small-pox hospital, London, during the year 1838. — Medico-chirurg. transactions.

MONNERET. — Quelques remarques sur un cas de diabète sucré accompagné d'une altération organique des deux reins (néphrite des auteurs), sans albumine dans l'urine. — Archives gén. de méd.

TAYLOR (J.). — Encysted disease of the kidneys. — London med. gaz.

TOULMOUCHE. — Remarques sur l'incertitude des signes diagnostiques de l'albuminurie, à l'occasion de deux observations cliniques. — Gazette méd. de Paris,

1840.

BARLOW. — Cases of albuminous urine illustrative of the efficacy of tartar emetic in combination with other antiphlogistic remedies in the acute form of that disease. — Guy's hospital reports.

BIRD-GOLDING. — Observations on the occurrence of cerebral disorders in connection with diseased kidneys in children. — London med. gaz.

BIRD (Frédér.). — Cases illustrative of the cerebral symptoms induced by disease of the kidneys. — Eodem loco.

BRIGHT. — Cases and observations illustrative of renal disease accompanied with the secretion of albuminous urine. — Memoir the second. — Guy's hospital reports.

HUGHES. — Renal dropsy, albuminuria. — London med. gaz. — Anasarca after scarlatina. — Report of cases. — Eodem loco.

MARSHALL-HALL. — On acute anasarca with convulsions. — The Lancet.

PHILIPP. — Ueber Scharlach. — Casper's Wochenschrift.

RAYER. — Traité des maladies des reins et des altérations de la sécrétion urinaire — 3 vol. in-8° avec atlas in-folio; Paris.

WILLINGTON-CLARK. — Nature and treatment of scarlatina. — London med. gaz.

1841.

BOYD. — Pathological contributions. — Edinb. med. and surg. journal.

WILLIAMSON. — On some diseases in which albuminous urine occurs. — Edinb. med. and surg. journal.

BECQUEREL. — Séméiotique des urines, ou traité des altérations de la sécrétion urinaire, suivi d'un Traité de la maladie de Bright aux différents âges. — 1 vol. in-8°; Paris.

1842.

BARLOW. — Cases illustrative of the diagnosis of disease of the kidney. — Guy's hospital reports.

GLUGE. — Mikroskopische Untersuchungen einer neuen Affection der Nierensubstauz (cirrhosis), in Schmidt's Jahrbücher.

GRAVES. — On the treatment of various diseases. Albuminous urine. — The Dublin journal of medic. sc.

GUTBROD. — Uber die Anwendung des Jodeisens in der Brightischen Krankheit. — Würtemberg medic. Correspondenz Blatt.

HUSS-MAGNUS. — Clinique de l'hôpital des Séraphins à Stockholm. — Gazette méd. de Paris.

HELFFT. — De Desquamatione epidermidis atque epithelii. — Dissertatio inauguralis; Berolini.

HALLER. — Beiträge zür Diagnostik der Bright'schen Nierenentartung, nach Beobachtungen. — OEstreich. medic. Wochenschrift.

LAW. — Bright's disease of the kidney. — The Dublin journal of medic. sc.

LEVER. — Observations on pelvic tumours obstructing parturition. — Guy's hospital reports.

HENLE. — Zeitschrift fur rationelle Medicin.

GLUGE. — Abhandlungen zür Physiologie und Pathologie. — Iena.

SIMON (F.). — Ueber eiweisshaltigen Harn. — Berlin Centralzeitung. — Harn in Scarlatina. — Eodem loco.

MALMSTEN. — Ueber die Brightische Nierenkrankheit. — Eine akadem. Abhandlung; aus dem Schwedischen übersetzt und mit Anmerkungen versehen von Gerhard v. de Busch. — In-8°; Bremen.

Monneret. — Conférences cliniques sur trois cas d'albuminurie. — Journal des connaissances médicales.

Robinson. — An inquiry into the nature and pathology of granular disease of the kidney and its mode of action in producing albuminous urine. — De 79 pages; London.

Robken. — Die Brightische Krankheit nebst Beobachtungen über dieselbe. — Inaugural Abhandlung. de 52 p.; Würzburg.

Simon (Fr.).—Physiologische und pathologische Anthropochemie.—In-8°; Berlin.

Stokes. — Bright's disease of the kidney. Renal phlebitis. —The Dublin journal of medic. sc.

1843.

Barlow. — Account of observations made under the superintendance of Dr Bright on patients whose urine was albuminous, with a chemical examination of the blood and secretions, by G.-O. Rees. — Guy's hospital reports.

O'Beirne. — Observations on the nature and treatment of dropsy. — The Dublin journal of medic. sc.

Chevers. — An inquiry into certain of the causes of death after injuries and surgical operations. — Guy's hospital reports.

Corrigan. — Bright's disease of the kidney. Dropsy. — The Dublin journal of medic. science.

Dumesnil. — De l'inspection des urines, de leurs états critique et albumineux dans les maladies aiguës. — Thèse, Paris.

Graves. — Bright's kidney. — The Dublin journal of medic. science.

Gluge. — Bright'sche Krankheit der Nieren. Anatom. mikroskopische Untersuchungen. — Schmidt's Jahrbücher.

Kennedy. — Some account of the epidemic of scarlatina which prevailed in Dublin from 1834 to 1842 inclusive, with observations. — 1 vol. in-8°; Dublin.

Lipscomb. — Some observations on exanthematous or scarlatinal dropsy. — London med. gaz.

Nasse. — Ueber die mikroskopische Bestandtheile des Harns in der Brightischen Krankeit. — Rhein und Westphäl. medic. Correspondenz Blatt.

Robinson. — Researches into the connection existing between an unnatural degree of compression of the blood contained in the renal vessels ant the presence of certain abnormal matters in the urine. — Medico-chirurg. transact. et London med. gaz.

Simon (Fr.). — Ueber eigenthümlich Formen im Harnsediment bei Morbus

Brightii. — Archiv. für Anat. Physiol und wissenschaftlichen Medizin et Beiträge zur physiologischen und pathologischen Chemie.

Lees. — Cases and observations on the dropsy following scarlet fever in children. — The Dublin journal of medic. science.

Lever. — Cases of puerperal convulsions with remarks. — Guy's hospital reports.

Sinapian. — De l'Albuminurie; indiquer les diverses maladies dans lesquelles on la rencontre. — Thèse, Paris.

Zimmermann. — Ueber gerinnbaren Harn. — Casper's Wochenschrift.

1844.

Buchanan. — On the white or opaque serum of the blood. — Transact of the Glasgow philosoph. Society.

Corrigan. — Bright's disease of the kidney. — The medic. times and gaz.

Canstatt. — De morbo Brightii commentationes. — 34 p. ; Erlangen.

Cramer. — Dissertat. inauguralis medica de morbo Brightii illustrata observationibus in Instituto clinico viri clari Sebastian factis de albumine in saliva et in humore perspirationis cutaneæ. — Groningæ.

Crisp. — Cases of puerperal convulsions acompanied by albuminous urine.—The Lancet.

Day. — On the specific gravity of the urine in health an disease, especially in diabetes and granular degeneration of the kidney. — The Lancet.

Fourcault. — Causes générales des maladies chroniques. — 1 vol. in-8°; Paris. — Recherches sur l'albuminurie à la suite de la suppression des fonctions de la peau. — Acad. des sciences.

O'Ferral. — Ascites with Bright's disease of the kidney after scarlatina.—The Dublin journal of medic. science.

Fearnside. — Report of a case of anasarca extensive with albuminous urine.— London med. gaz.

Grosskopff. — De Morbo Brightii. — Dissert. inaug. Wirceb.

Heaton. — On different forms of granular disease of the kidney. — London med. gaz.

Heller. — Dessen Archiv für physiologische und pathologische Chemie.

Heidenreich. — Ueber Wassersucht und albuminuria. — Bayer. medic. Correspondenz Blatt.

Johnson (G.). — On fatty degeneration of the kidney. — The medic. times and gaz.

Landsberg. — Beitrag zur Kenntniss der Brightischen Krankheit. — Rust's Magazin.

Meyer. — Physiologisch-pathologische Untersuchungen. — Archiv. für physiol. Heilkunde.

Rees (G.-O.). — On the pathology of the morbus Brightii and various forms of anæmia. — London med. gaz.

Ross. — Clinical contribution. Albuminuria. Urine in dropsy. On albuminuria; its existence during puerperal convulsions, its pathology. — The Lancet.

Taylor. — On the retention of urea in the blood in cases of fever. — London med. gaz.

Willshire. — On scarlatinal dropsy. — The Lancet.

Rolland. — Symptômes, diagnostic, complications et traitement de la scarlatine. — Thèse, Paris.

1845.

Barlow. — Select clinical reports with observations. — Guy's hospital reports.

Bence (Jones). — On the deposits in albuminous urine. — London med. gaz.

Bennett (H.). — Case of hypertrophy of the spleen and liver, in which death took place from suppuration of the blood. — Edinburgh med. and surg. journal.

Bird Gold. — Reports of cases of diseases of children. — Guy's hospital reports.

Craigie. — Two cases of disease and enlargement of the spleen in which death took place from the presence of purulent matter in the blood. — Edinburgh med. and surg. journal.

Demeurat. — De la maladie de Bright. — Thèse, Paris.

Cormack (R.). — Intra-uterine cystous disease of the kidney. — The Lancet.

Ayres. — On albuminuria. On the pathology of albuminuria. — The Lancet.

Eichholtz. — Ueber die granulirte Leber und Niere, und ihr Verhältniss zur tuberkulosen und krebsigen Dyskrasie. — Müller's Archiv. für Anat. und Phys.

Ferral. — On the pathology and treatment of albuminuria after scarlatina. — The Lancet.

Gorup-Besanez. — Beiträge zür Constitution des Harnes in krankheiten. — Heller's Archiv.

Gregory (G.). — Brief notice of the variolous epidemic of 1844. — London med. gaz.

Heller. — Pathologische Chemie des Morbus Brightii. — Dessen Archiv.

HOME. — Statistical and clinical report on phthisis. — Edinburgh med. and su rg
journal.

KLOEK. — Specimen medicum inaugurale exhibens nonnulla de momento dia-
gnostico albuminuriæ. — Groningæ.

HARRIS. — Granular degeneration of the kidneys, disease of the heart. — Edinb.
med and. surg. journal.

MEEBOLD. — Beiträge zur mikroskopischen Harnuntersuchungen in zweifelhaften
Krankheiten. — Oesterl. Jahrbuch.

MOORE. — Case of Bright's disease simulating poisoning by opium. — London
med. gaz.

PEACOCK (B.). — Obstruction of the inferior veina cava. — The medico-chirurg.
transact. — On the coexistence of granular disease of the kidneys with pulmonary consumption. — The monthly journal.

QUAIN. — The pathology of Bright's disease of the kidney. — The Lancet.

ROBINSON. — On the pathology of Bright's disease of the kidney. — London
med. gaz.

SHEARMAN. — On the changes in the urine effected by disease, and the tests to
distinguish them. — The Lancet.

SCHLOSSBERGER und MENGES. — Ueber Harn in morb. Brightii. — Oesterl. Jahrbuch.

STRATTON. — Notice of an epidemic of scarlet fever in Canada. — Edinb. med. and
surg. journal.

THOMPSON. — Disease of the kidney succeeding scarlet fever. — The Lancet.

TEGART. — Des lésions organiques qui peuvent produire l'ascite. — Thèse, Paris.

TODD. — Clinical lecture on dropsy with albuminous urine. — London med. gaz.

THIÉRY. — De la diathèse séreuse chez les nouvelles accouchées. Thèse, Strasbourg.

TRILLON. — De la maladie de Bright. — Thèse, Paris.

VIRCHOW. — Leukhæmia. — Froriep's Notizen.

WILLIAMS. — Clinical lecture delivered at University college hospital. — London
med. gaz. — On Albuminuria. — The Lancet.

1846.

ALDRIDGE. — Lectures on the urine and on the pathology, diagnosis and treatment
of urinary diseases. — 1 vol. in-8°; Dublin.

BLACK. — Analysis of kidney in Bright's disease. — The Lancet.

BOUCHUT. — Note sur un cas de néphrite albumineuse durant la grossesse. —
Gaz. méd. de Paris.

BUSK. — Account of a case of congenital deficiency of one kidney with granular
degeneration of the existing one. — Medico-chirurg. transact.

CABANES. — Observations de maladie de Bright. — Journal de la Société de médecine de Montpellier.

CAHEN. — De la néphrite albumineuse chez les femmes enceintes. — Thèse, Paris.

COSSY. — Sur l'oblitération des veines rénales et sur les accidents qui sembleraient en être le résultat. — Gaz. méd. de Paris.

DELARUELLE. — Observation de pleurésie avec albuminurie, caillots dans les veines rénales. — Bulletin de la Société anatomique.

ERLENMAYER. — Einige Bemerkungen über die Brisght'sche Krankheit. — Prager Vierteljahrschrift.

KELSO. — Ou epidemic scarlatina. — The Lancet.

JOHNSON (G.). — On the minute anatomy and pathology of Bright's disease of the kidney. — Medico-chirurg. transact.

HARRISON. — On cumulative disease. Dropsy from disorders of catamenial fonctions. — The Lancet.

MOURLET. — De la néphrite dite albumineuse. — Thèse, Paris.

REES. — Bright's disease. — The Lancet.

SCHLOSSBERGER. — Ueeber den Harn in der Brightischen Nierendegeneration. — Canstatt's und Eisenmann's Jahresbericht, Erlangen.

STUART-COOPER. — De l'urine des albuminuriques. — Thèse, Paris.

SUASSO. — De la néphrite albumineuse. — Thèse, Paris.

ROUTH. — Renal disease followed by meningitis. — The Lancet.

TAYLOR. — On pericarditis. — The Lancet.

TOYNBEE. — On the intimate structure of the human kidney, and on the changes which its several parts undergo in Bright's disease. — Medic.-chir. transact.

VOLZ. — Clinische Mittheilungen. Nierenphthisie. — Heidelberg medic. Annalen.

ZIMMERMANN. — Ueber Hämaturie und Morbus Brightii. — Medic. Vereinszeitung.

1847.

ALISON. — Observations on the principles of vital affinities. — Transact of the royal Society of Edinburgh and London med. gaz.

CHARLTON. — An account of the late epidemic of scarlatina in Newcastle. — 1 vol. in-8°; Newcastle.

FALCK. — Untersuchungen über den Harn in der Brightischen Krankheit. — Zeitschrift fur rationelle Medic.

FINGER. — Einige Worte über die Albuminurie und die Brightische Krankheit. — Prager Vierteljahrschrift.

FINCH. — Report of the clinical Society. — Guy's hospital reports.

HELLER. — Chemische Untersuchungen des Harns, der Harnsedinente und Concretionen am kranken Bette, nebst diagnostichen Beiträge. — Dessen Archiv. — Ueber ein eigenthümliches Harnsediment. — Eodem loco.

LEVER. — Account of a case of diabetes. — Guy's hospital reports.

ORMEROD. — Softening of the brain, capillary phlebitis of the kidney. — The Lancet.

JOHNSON (G.). — On the inflammatory disease of the kidney. — Medico-chirurg. transact.

REES. — Analysis of the kidney in Bright's disease. — The Lancet.

SEMPLE. — On granular disease of the kidney. — The Lancet.

SIEBERT. — Mittheilungen aus der medic. Klinik zu Jena vom 1 april 1846 bis 31 august 1847. — Häser's Archiv.

SANDFORT. — Albuminuria or Bright's disease. — The Lancet.

SIMON (J.). — On sub-acute inflammation of the kidney. — Medico-chirurg. transact.

SIMPSON. — Lesions of the nervous system in the puerperal state, connected with albuminuria. — The monthly journal.

VIRCHOW. — Ueber Harnsäure Abscheidung beim Fötus und Neugebornen. — Verhand. der Gesellschaft für Geburtshülfe in Berlin.

1848.

AITKEN. — Remarks on the occurence of convulsions during the progress of typhus fever. — The monthly journal.

BOUILLAUD. — De l'albuminurie cantharidienne. — Revue médico-chirurg. de Paris.

BROWN. — On Scarlatina. — London med. gaz.

COLEY MILMAN. — On malignant scarlet fever as it appeared among children during the present epidemic. — London med. gaz.

DUNCAN. — Clinical lectures delivered in the theatre of Mercer's hospital. — 1 vol. in-8°; Dublin. — On the state of the urine in Bright's disease of the kidney. — London med. gaz.

DEVILLIERS et J. REGNAULD. — Recherches sur les hydropisies chez les femmes enceintes. — Archives gén. de méd.

EMBIRICOS. — De l'hydropisie produite par l'altération de proportion de l'albumine du sang. — Thèse, Paris.

GARROD (B.). — Observations on certain pathological conditions of the blood and urine in gout, rhumatism, and Bright's disease. — Medico-chirurg. transact. — On dropsy following scarlet fever. — The Lancet.

Gairdner. — Contributions to the pathology of the kidney. — The monthly journal.

Gairdner. — Contributions to the pathology of the kidney. — In-8° de 54 pages; Edinburgh.

Barclay. — Contributions to the statistic of valvular disease of the heart. — Medico-chirurg. transact.

Hernandez Saavedra. — De la néphrite albumineuse ou maladie de Bright. — Thèse, Paris.

Graves. — Clinical lectures on the practice of medicine. — Second ed., 2 vol. in-8°; Dublin.

Hird. — Cases of albuminuria. — London med. gaz.

Ladicos. — De la néphrite dite albumineuse. — Thèse, Paris.

Miquel. — Mémoire sur le traitement de l'anasarque qui survient pendant la grossesse, et de l'éclampsie qui en est la suite. — Revue médico-chirurg. de Paris.

Prout. — On the nature and treatment of stomach and renal diseases, being an inquiry into the connexion of diabetes, calculus, and others affections of the kidney and bladder with indigestion. — 5e edit., 1 vol in-8°; London.

Shearman. — Case of mechanical injury of the kidneys. — The monthly journal.

Virchow. — Zur pathologischen Physiologie des Blutes. — Dessen Archiv.

West. — Lectures on the diseases of infancy and childhood. — London med. gaz.

Williams. — Principles of medicine. — 1 vol. in-8°; London.

Gosse. — Remarks on dropsy following scarlet fever. — London med. gaz.

Horne. — On some disputed points in the history of scarlatina. — Eodem loco.

1849.

Alison. — Clinical observations on the pathology and treatment of the dropsy which follows scarlet fever. — London journal of med.

Begbie. — On the coagulability of the urine in scarlatina. — The monthly journal. — Observations on the urine in cholera. — Eodem loco.

Behrend. — Einige Bemerkungen über Wassersucht nach Scharlach. — Journal für Kinderkrankheiten.

Blot. — De l'Albuminurie chez les femmes enceintes; ses rapports avec l'éclampsie; son influence sur l'hémorrhagie utérine après l'accouchement. — Thèse, Paris.

Busk. — On albuminuria in cholera. — London journal of med.

M'Clintock. — The result of some experiments respecting the presence of urea in the liquor amnii and fœtal urine of the human subject. — Dublin quaterly journal.

Cormack (R.). — Cases of puerperal convulsions. Dependance of puerperal convulsions on toxæmia. — London journal of med. — Case of scarlatinous albuminous nephritis in which two abscesses were fund in the left kidney. — Eodem loco. — Granular degeneration of the kidney and its relation to scrofula. — Eodem loco.

Forget. — Recherches cliniques sur l'amaurose comme symptôme de l'albuminurie. — Union méd.

Garrod. — On the pathological condition of the blood in choléra. — London journal of med.

Gairdner. — Gout; its history, its causes and its cure. — 1 vol in-8°; London.

Gorup-Besanez. — Zur pathologischen Chemie and Histologie. — Griesinger's Archiv.

Lévy. — Maladie de Bright; amaurose néphrétique. — L'Union médic.

Heidenhain. — Ueber die pathologische Bedeutung der Brights'chen Nieren Entartung. — Casper's Wochenschrift.

Helfft. — Bericht über die letzte Scharlach epidemie in Berlin. — Oppenheim's Zeitschrift.

Landouzy. — De la coexistence de l'amaurose et de la néphrite albumineuse. — Acad. des sciences.

Miller (J.). — On scarlatinal albuminuria. — London journal of med. — The Kidney in its relation to scarlatina. Semeiology. — The Lancet.

Newbigging. — Notes on scarlatina. — The monthly journal.

Ramsford. — On variolous epidemic. — The monthly journal.

Routh. — Renal toxæmia. — London journal of med.

Reinhardt. — Beiträge zur kenntniss der Bright'schen Krankheit. — Deutsche Klinik.

Snow. — On anasarca. — London med. gaz.

Sthamer. — Untersuchung eines Harnes bei morb. Brightii. — Archiv. der Pharmak.

Walshe. — General view of the causes of albuminous urine. — The Lancet. — Bright's disease not essentially a renal disease but essentially and primarily a blood disease. — Eodem loco.

Wittich. — Beiträge zur Anatomie der gesunden und kranken Niere. — Virchow's Archiv.

Woodfall. — Disease of the kidney. — London journal of med.

1850.

Abeille. — De l'Albuminurie et de sa coïncidence avec l'amaurose. — Gaz. des hôp

BENNETT. — Lecture on exsudation. — The monthly journal. — A case of white blood. — Eodem loco.

BRIQUET et MIGNOT. — Traité pratique et analytique du choléra-morbus. — Un vol. in-8°; Paris.

CARPENTER. — On the use and abuse of alcoholic liquors in health and disease. — In-12; London.

DEZOTTEUX. — Essai sur la composition et la séméiologie de l'urine. — Thèse, Paris.

CAMIN. — Des altérations de l'urine. — Thèse, Paris.

CUCUEL. — Albuminurie; amaurose néphrétique. — L'Union médic.

COLLARD. — Même titre. — Eodem loco.

FORSTER. — Lehrbuch der pathologischen Anatomie, mit 4 kupfertafeln. — Iena.

GUTTMANN. — Zur Pathologie des morbus Brightii. — Würtemberger medicinish Correspondenz Blatt.

HÉRARD. — De l'action de l'acide nitrique sur les urines albumineuses. — L'Union médicale.

HERVIER. — De l'existence habituelle de l'urée et de l'acide hippurique dans le sang de l'homme. — Traitement du varicocèle par la cautérisation. — Thèse, Paris.

HAUNER. — Der Scharlach und der Keuchhusten im 1849. — 50 in Münchem. — Deutsche Klinik.

JONHSON (G.). — On the proximate cause of albuminous urine and dropsy, and on the pathology of the renal blood-vessels in Bright's disease. — Medico-chirurg. transact.

JONES BENCE. — Case of albuminous and fatty urine. — Eodem loco.

MECKEL (H.). — Die Speck oder Cholestrinkrankheit. — Annalen des Charité krankenhauses zù Berlin.

MILLER (J.). — The pathology of the kidney in scarlatina, illustrated by cases. — Un vol. in-8°; London.

OPPENHEIMER-SELIGMANN. — De l'Albuminurie comme symptôme dans les maladies. — Thèse, Paris.

PAGET. — Lectures on inflammation. — De 57 pages; London.

PEIRIGA. — Séméiologie des urines. — Thèse, Paris.

LANDOUZY. — De l'Amaurose dans la néphrite albumineuse. — L'Union médic.

REINHARDT. — Beiträge zur Kenntriss der Bright'schen Krankheit. — Annalen des Charité krankenhauses zu Berlin.

SIMON (J.). — General pathology. — 1 vol. de 288 p.; London. — A course of lectures on general pathology. — The Lancet.

SCHMIDT. — Charakteristik des epidemischen Cholera gegenüber verwandten Transsudations anomalien. — Leipzig und Mitau.

Schwartz. — Ueber Eclampsie der Gebärenden. — Beitrag zur Heilkunde. Riga.

Vogel (Julius). — Ein fall von Leukæmie mit Vergrösserung der Milz und Leber. — Virchow's Archiv.

1851.

Bell (B). — An account of scarlet fever as it appeared in George Watson's hospital. — The Monthly journal.

Christison. — Bright's disease of the kidney; clinical lecture. — The Monthly journal.

Clemens. — Uroscopische Beiträge. — Deutsche Klinik.

Frerichs. — Die Bright'sche Nierenkrankheit und deren Behandlung. — 1 vol. in-8°; Braunschweig. — Uber die Erscheinung und das Wesen der Urämie. — Archiv. für physiol. Heilkunde.

Gigot. — De la nature de la maladie de Bright. — Gaz. hop.

Hays. — Connection of amaurosis vith granular disease of the kidneys and protrusion of the eyeballs. — The American journ. of medic. sc.

Mazonn. — Zur Pathologie der Brigths'chen Krankheit. — In-8°; Kiew. — Eigenthümliche Entwiklung der Pflasterepithelium der Harnkanäle. — Müller's Archiv.

Maclagan. — Case of hysteria with albumen in the urine. — The Monthly journal.

Lees. — Fatty degeneration of the kidney. — Dublin quarterly journ.

Osborne. — Some further observations on dropsies with albuminous urine. — Eodem loco.

Robin (Ed.). — Des causes du passage de l'albumine dans les urines. — Acad. des sciences.

Schlossberger. — Analyse von hydrocephalischen Flüssigkeiten. — Archiv. für physiol. Heilkunde.

Tomovitz. — Analecten ausdem Gebiete der pathol. Chemie mit specieller Hinblicke auf die Praxis. — Zeitschrift der Wien Aerzte.

Widal. — Des urines albumineuses. — Thèse, Paris.

Seure. — De l'Amaurose au début de l'albuminurie. — Gaz. des hôp.

Piogey. — Considérations sur la scarlatine, l'anasarque scarlatineuse, et leur traitement. — Thèse, Paris.

1852.

Begbie. — On temporary albuminuria, more particularly as occurring in the course of certain febrile or other acute diseases. —The monthly journal. — Illustrations of erysipelas. — Eodem loco.

BENNETT (H.). — Clinical medicine ; Eruptive fevers. — The monthly journal. — On leucocythemia or white cell blood. — Eodem loco. — On leucocythemia or white cell blood in relation to the physiology and pathology of the lymphatic glandular system. — De 132 p. ; Edinburgh.

BANKS. — Ischuria renalis. Urea in the serum of the ventricles of the brain. — Dublin quarterly journ.

CLESS. — Nephrocystitis chronica. — Medic. Corresp. Blatt.

DUCLOS et BOUTEILLER. — Des convulsions survenues pendant le travail, etc. — Archiv. gén. de méd.

EMPIS. — Relation de l'épidémie de variole qui sévit à Paris, etc. — Eodem loco.

FULLER. On rheumatism, rheumatic gout and sciatica. — 1 vol. in-8° ; London.

ELSOESSER. — Betrachtungen über die acute Sclerose und über die Rose der Neugebornen in der Gebäranstallt zu Stuttgard. — Archiv. für physiol. Heilkunde.

HELLER. — Uber das Albumin als Bestandtheil des Harnes in Krankheiten. — Dessen Archiv.

HEWSON. — Leucocythemia. — The American journ of medic. sc.

HIRSCH. — Ueber Morbus Brightii. — Deutsche Klinik.

IHRING. — Mikroskopisch chemische Untersuchungen menschlicher fœces unter verschiedenen pathologischen Verhältnissen, inauguralis Abhandlung. — — Giessen.

JONES HANDFIELD. — On the morbid conditions of the kidnies giving rise to albuminuria. — Med. times and gaz.

JOHNSON (G.). — On the pathology and diagnostic of renal diseases. — Gulstonian lectures. — Medic. times and gaz.

JONES BENCE. — Bright's disease. — Medic. times and gaz.

LEES CATCHART. — On chronic vomiting as symptomatic of disease of the kidneys. — Dublin quarterly journal.

LITZMANN. — Die Bright'sche Krankheit und die Eclampsie der Schwangeren, etc. — Deutsche Klinik.

LEUDET. — Sur l'oblitération des veines rénales dans quelques maladies du rein et dans la néphrite albumineuse en particulier. — Gaz. méd. de Paris.

MARITOUX. — De l'étude médicale des urines. — Thèse, Paris.

METTENHEIMER. — Ueber die Ausscheidung des Fettes. — Archiv. des Vereins.

MOREHEAD. — Notes on Bright's disease of the kidney as observed chiefly in the clinical word of the Jamsetjee Jejeebhoy hospital at Bombay. — In-8°. — Analysé dans Med. times and gaz.

MURAVIEFF. — Praktische Bemerkungen bezüglich der Behandlung des Scharlachs und des Wechselfiebers. — Medic. Zeitung, Russland.

NUTTEN. — Morbus Brightii und die Wirkung des Chinins. — Preuss. Vereinszeitung.

GALLOUIN. — Des accidents et des complications de la néphrite albumineuse. — Thèse, Paris.

PARKES. — Condition of the urine in two cases of chronic Bright's disease. — Med. times and gaz.

SIMPSON. — Albuminuria in puerperal and infantile convulsious and in puerperal amaurosis. Dans un article intitulé Contributions to obstetric pathology. — The Monthly journal.

TURNBULL. — On Dropsy. — Medic. times and gaz.

WILLIS. — Cases of Bright's disease with remarks. — Guy's hospital reports. — Half yearly report. — Eodem loco.

WOOD. — Notes on the more unusual terminations of scarlet fever. — Med. times and gaz.

1853.

BERTHAULT. — Considérations sur l'albuminurie dans ses rapports physiologiques et pathologiques. — Thèse, Paris.

BANASTON. — Étude sur quelques points de l'histoire de l'albuminurie. — Thèse, Paris.

BURROWS and SENHOUSE. — Affection of the alimentary mucous membrane in chronic renal disease. — Medic. times and gaz.

BRAUN. — Ueber Eclampsie. — Klinik der Geburtshülfe und Gynækologie von Chiari, Braun, und Spœth.

CAHEN. — De l'éclampsie des enfants du premier âge et de ses rapports avec la néphrite albumineuse. — Union médic.

DUMAS (Jean). — De l'albuminurie considérée comme symptôme. — Thèse, Paris.

EDWARDS. — On the condition of the urine in typhus and typhoïd fever. — The Monthly journ.

GAIRDNER. — On cyst-formation. — The monthly journal.

GILLESPIE. — Analysis of the cases of scarlatina that occurred in James Donaldson's hospital. — The Monthly journal.

GOURSOLAS. — Du siége de l'albuminurie. — Thèse, Paris.

LASÈGUE. — De l'alcoolisme chronique. — Archiv. gén. de méd.

Jones Bence. — Clinical lectures on the relation of renal disorders to disorders of the stomach and other acute and chronic diseases. — Medic. times and gaz.

Mayer (L.). — Ueber die Bedeutung der Gerinnsel im Harn für Nierenerkrankung. Virchow's Archiv.

Peacock. — Albuminuria and chronic disease of the heart. — Congenital absence of the right kidney. — Med. times and gaz.

Rilliet. — Encéphalopathie albuminurique dans l'enfance. — Recueil de la Soc. de méd. de Genève.

Schottin. — Beiträge zur charakteristik der Urämie. — Archiv. für physiol. Heilkunde.

Theile. — Drei Fälle von Albuminuria amaurotica. — Deutsche Klinik.

1854.

Brucke. — Ueber den ursächlichen Zusammenhang zwischen Albuminurie und Urœmie. — Wiener Wochenschrift.

Depaul. — Rapport sur un mémoire de M. Mascarel ayant pour titre Convulsions des femmes enceintes. — Acad. de Méd.

Dresser. — Ueber albuminurie mit Chromaturie. — Virchow's Archiv.

Icery. — Étude sur les variations des éléments naturels de l'urine à l'état normal et pathologique. — Thèse, Paris.

Hecke. — Albuminurie Schwangeren mit oder ohne Eclampsie. — Verhandlung der Gesellschaft für Geburtshülfe.

Leudet. — Sur la néphrite albumineuse consécutive à l'albuminurie des femmes grosses. — Gaz. hebd. de Paris.

Lumpe. — Fälle von Eclampsie. — Wiener med. Wochenschrift.

Mascarel. — Observations d'éclampsie albuminurique. — L'Union médic.

Mozian. — De la maladie de Bright. — Thèse, Paris.

Mauthner. — Uber die Wirkung einiger Mittel in der albuminurie. Klinische Mittheilung. — Journal für Kinderkrankheiten. — Ueber Hydrops bei Kindern und über Urea Nitrica dagegen. — Eodem loco.

D'Ornellas. — Deux observations de maladie de Bright avec les phénomènes comateux et absence d'œdème. — Soc. anat., Paris.

Pyrol de Biermont. — De la maladie de Bright ou néphropathie albumineuse. — Thèse, Paris.

Wieger. — Recherches critiques sur l'éclampsie urémique. — Gaz. médic. de Strasbourg.

Tripe. — Scarlatinal dropsy. — British and foreign med.-chirurg. review.

1855.

Becquerel. — Recherches sur la nature des lésions élémentaires des reins, etc.— Archiv. gén. de méd.

Bois. — De l'anasarque consécutive à la scarlatine. — Thèse, Paris.

Corrigan. — Clinical observations on the treament of dropsy connected with Bright's disease of the kidney by jodide of potassium. — The Dublin hosp. gaz.

Eisenstein. — Zur Diagnose des chronischen Morbus Brightii. — Wochbl. der Zeitschrift der K. Gessell. der Aerzte zu Wien.

Kennedy. — On scarlatina. — The Dublin quarterly journ.

Litzmann. — Ueber den ursächlichen Zusammenhang zwischen Urämie und Eclampsie bei Schwangeren, Gebärenden und Wöchnerinnen. — Deutsche Klinik.

Leudet. — De la leucémie. — Gaz. hebd., Paris.

Moussette. — De l'albuminurhée considérée dans ses rapports avec les maladies. — Thèse, Paris.

Luxembourg. — De morbo Brightii ex suppurationibus chronicis exorto. Dissertatio inauguralis, Gryphiæ. — Il y en a un compte rendu dans Virchow's Archiv., 1857.

Lewis. — Cases of albuminuria. — The medic examiner, a monthly record of medical science in Philadelphia.

Gibbs. — On Dropsy after scarlatina. — Eodem loco.

Rokitansky. — Allgemeine patholog. anatomie. — Wien.

Rouby. — De l'albuminurie comme symptôme dans les maladies. — Thèse, Paris.

Picard. — Convulsions à forme éclamptique chez un homme. — Gaz. méd. Strasbourg.

Virchow. — Gesammelte Abhandlungen zur wissenschaftlichen Medizin. — 1 vol. in-8°; Francfort.

Piberet. — Des accidents qui peuvent survenir du côté du système nerveux dans le cours de la maladie de Bright et de l'albuminurie consécutive à la scarlatine. — Thèse, Paris.

Zimmermann. — Zur Pathologie und Therapie der Bright'schen Krankheit. — Deutsche Klinik.

Pidoux. — Considérations sur la maladie de Bright. — L'Union médicale.

Roeser. — Ueber eine Scharlach-Epidemie. — Würtemb. Correspond. Blatt.

1856.

BECQUEREL et VERNOIS. — De l'Albuminurie et de la maladie de Bright. — Moniteur des hôpit.

BERGSON. — Zur causale Statistik des Morbus Brightii und der Herzkrankheiten — Deutsche Klinik.

BOUCHUT. — Anasarque et albuminurie suite de rougeole. — Gazette des hôpit.

BOUDET. — De la Valeur de l'anasarque dans les maladies aiguës de l'enfance. — Thèse, Paris.

BELLAMY. — De l'Hydropisie consécutive à la scarlatine. — Thèse, Paris.

GAUPP. — Bericht über eine Scharlach-Epidemie. — Würtemb. Correspond. Blatt.

GUÉPIN. — De l'Albuminurie dans ses rapports avec les affections oculaires. — Gazette des hôpit.

HECKER. — Ueber Harnstoffgehalt pleuritischer Exsudate bei Kindern namentlich bei dem todtgebornen Kinde einer an Albuminurie leidenden Mutter. — Virchow's Archiv.

HEYMANN. — Ueber Amaurose bei Brightischer Krankheit und Fettdegeneration der Netzhaut. — Archiv. für Ophthalmol.

KENNEDY. — On the coexistence of functional and organic disease of the kidney and the use of mercury in some cases of Bright's disease. — Dublin quarterly journal.

MALTÉTE. — Réflexions sur quelques cas d'amaurose dans la maladie de Bright. — Thèse, Paris.

MULDER. — Geval van lymphatische Leukœmie. Nederl. Fijdschr. van geneesk.

PICARD (J.). — De la présence de l'urée dans le sang et de sa diffusion dans l'organisme. — Thèse, Strasbourg.

PIORRY. — De l'Albuminurrhée ou maladie de Bright. — Gazette des hôpit.

TESSIER. — De l'urémie. — Thèse, Paris.

VALLON. — Mittheilungen über 33 dursch vier Studienjahre beobachtete Fälle von Morbus Brightii. — Zeitscrift der K. K. Gesellschaft der Aerzte zü Wien.

VIRCHOW. — Zur pathologischen Anatomie der Netzhaut und der Sehnerven. — Archiv. für path. Anat.

VIDAL. — Observations d'accidents cérébraux mortels dans un cas d'albuminurie sans hydropisie. — Moniteur des hôpit.

WILKS. — Cases of lardaceous disease and some allied affections. — Guy's hospital reports.

ZIMMERMANN. — Zur Pathologie und Therapie der Brightschen Krankheit. — Deutsche Klinik.

1857.

Albers. — Sackformige Umbildung der Niere. — Deutsche Klinik.

Bamberger. — Ueber die Beziehungen zwischen Morbus Brightii und Herzkrankheiten. — Virchow's Archiv.

Bird Gold. — Urinary deposits, their diagnosis, pathology, and therapeutical indications. — 1 vol. in-8°, 5e édit.; London.

Bos. — Der Aderlas gegen Morbus Brightii nach Scharlach. — Berliner med. Zeitung.

Chambers. — On the management of digestion in disease. — The Lancet.

Coote Holmes. — On the occurrence of amaurosis in patients suffering from Bright's disease of the kidney. — British med. journal.

Dinstl. — Beiträge zur Brightischen Nierenerkrankung. Cystenähnliche Hohlräume der Niere. — Wien. med. Wochenschrift. — Massenhafte Coagulation in dem Harnleiter, Nierenbecken, und den Nierenkelchen bei Morbus Brightii. — Eodem loco.

Dupuy. — Cas de néphrite albumineuse coïncidant avec un anévrysme de l'aorte abdominale. — Société de biologie, Paris.

Geigel. — Eine Beobachtung über den Antagonismus zwischen Herz und Nierenleiden. — Deutsche Klinik.

Gross. — Elements of pathological anatomy. — Analysé dans The Cincinnati med. observer. — Cincinnatti.

Hammond. — On the excretion of phoshoric acid by the kidneys. — The North American medico-chirurg. review; Philadelphia.

Hunter (Sam,). — Case of retention of urine. — The Charleston medic. journal and review.

Imbert-Gourbeyre. — Sur les rapports de l'érysipèle avec la maladie de Bright. — Gazette med. de Pariz.

Inman. — Examination into the doctrine of elimination. — The Liverpool medico-chirurg. journal.

Laycock. — Clinical observation on a characteristic of the urine in rheumatism and gout, etc. — Edinburgh med. journal.

Lécorché. — De l'Altération de la vision dans la néphrite albumineuse (maladie de Bright). — Thèse, Paris.

Leudet. — Mémoire sur les convulsions survenant dans l'âge adulte chez l'homme atteint de néphrite albumineuse. — Moniteur des hôpit.

Lesseliers. — Observations d'urémie. — Bull. de la Société méd. de Gand.

Luton. — Études sur l'albuminurie. — In-8° de 32 pages; Paris.

Montanier. — Des Conditions pathogéniques et de la valeur séméiologique de l'albuminurie. — Thèse pour l'agrégation; Paris.

Mosler. — Untersuchungen über den Ubergang von Stoffen aus dem Blute in die Galle. 1 vol. in-8°; Giessen.

Naumann. — Zwei Fälle von Morbus Brightii welche volkommen geheilt wurden. — Deutsche Klinik.

Rosenstein. — Beiträge zur Kenntniss von Zusammenhange zwischen Herz und Nierenkrankheiten. — Virchow's Archiv.

Russel (J.). — Nature and origin of renal disease. — British med. journal.

Todd (R). — Clinical lectures on certain diseases of urinary organs an dropsies. — 1 vol. in-12; London.

Thudicum. — On the analysis of urea in urine for clinical purposes. — British med. journal.

Wagner (A.). — Ueber Amblyopie und Amaurose bei Bright'schen Krankheit. — Virchow's Archiv.

1858.

Beauvais. — Note sur le défaut d'élimination des substances colorantes dans la maladie de Bright. — Acad. des sciences.

Bouchut et S. Empis. — De l'Albuminurie dans le croup et dans les maladies couenneuses. — Acad. des sciences.

Black. — On albuminuria. — The Cincinnati lancet and observer.

Charcot. — De l'amblyopie et de l'amaurose albuminurique. — Gaz. hebd. de Paris.

Copland. — A Dictionary of practical medicine. — 3 vol. in-8°; London.

Dutcher. — Remarks on scarlatina. — The Cincinnati lancet and observer.

Hassall. — Practical lectures on urinary disorders. — The Lancet.

Hewitt. — Ueber das Verhältniss der wassersüchtigen Ergüsse zum Scharlach. — Journal für Kinderkrankheiten.

Haughton. — Tubercular phthisis the result of imperfect cell action. — Georgia Atlanta med. and surg. journal.

Johnson (G.). — A course of clinical lectures on diseases of the kidney. — Medical times and gazette.

Morris (C.). — An essay on the pathology and therapeutic of scarlet fever. — 1 vol. in-8°; Philadelphia.

Moreland. — Diseases of the urinary organs. — 1 vol. in-8°; Philadelphia.

Reynolds (R.). — On the pathology of convulsions with especial reference to those of children. — The Liverpool medico-chirurg. journal.

Pesch. — Fall von Eclampsia puerperalis mit glücklichem Ausgange. — Monatschrift für Geiburtskünde und. Frauenk. Berlin.

Thudicum. — A treatise on the pathology of the urine. 1 vol. in-12; London.

Widerhöfer. — Zwei Fälle von Bright'scher Nieren nach Scharlach. — Jahrbuch für Kinderheilkunde und phys. Erziehung.

Maugin. — Des Éruptions qui compliquent la diphthérie, et de l'albuminurie considérée comme symptôme de cette maladie. — In-8° de 32 pages ; Paris.

Johnson (G.). — On albuminuria in typhus and typhoïd fever. — Medical times and gazette. — On diuresis occuring in acute renal dropsy. — Eodem loco.

Woolley. — Cases of dropsy. — New-Orleans med. news and hospital gazette.

1859.

Basham. — On particular forms of renal dropsy. — The Lancet. — On dropsy connected with disease of the kidneys. — 1 vol. in-8° ; London, 1858.

Beale. — Lecture on urinary deposits. — British med. journal.

Bennett (H). — The principles and practice of medicine. — 1 vol. in-8° ; London.

Basham. — The identity of scarlatinal dropsy and acute morbus Brightii. — Medical times and gazette.

Braun. — Neunzehn neue Beobachtungen über Eclampsie, etc. — Spital's Zeitung.

Chrastina. — Bemerkungen über den Scharlach. — OEsterreichische Zeits. f. prakt. Heilk.

Deiters Otto. — Ueber die in dem letzten Monaten in der Klinik von prof. Naumann zu Bonn beobachteten Scharlachfälle. — Deutsche Klinik.

Hue. — De l'Albuminurie comme symptôme dans les maladies. — Thèses de Paris.

Harris. — On a case of Bright's disease of the kidney with amyloïd degeneration of the malpighian bodies. — The Lancet.

Heusinger. — Albuminurie einer Schwangern mit intermittender Aphonie. — Deutsche Klinik.

Garnier. — Du tannin à haute dose dans l'anasarque albumineuse. — Archives gén. de méd.

Johnson (G.). — On the forms and stages of Bright's disease of the kidney. — Proceedings of the royal medic.-chirurg. Society. — Clinical lecture on a fatal case of Bright's kidney with pericarditis. — Med. times and gazette.

Lasègue. — Richard Bright, sa vie et ses œuvres. — Arch. gén. de méd.

Luton. — Des séries morbides. — Thèses de Paris.

Moleschott. — Theoretische und praktische Beiträge zur Diätetik. — Wiener med. Wochenschrift.

Oppolzer. — Morbus Brightii. — Spital's Zeitung.

Parkes. — On the value of albuminuria. — Med. times and gaz.

Seller. — On the natural acid reaction of the urine and on determination of the proportion therein uric acid and urea, as applicable to practical medicine. — Edinburgh med. journ.

Stiebel. — Uber das Scharlach. — Journal für Kinderkrankheiten.

Rosenstein. — Untersuchungen uber Ætiologie des Morbus Brightii. — Archiv.
f. patholog. Anatomie.

Thibault. — De la néphrite albumineuse aiguë. — Thèses de Paris.

Traube. — Zur lehre von der Speckigen (oder amyloïden), entartung der Nieren.
— Deutsche Klinik.

Scott. — Case of recovery after Bright's disease. — Glasgow medic. journ.

Uhle. — Beiträge zur Kenntniss des Kinderharnes. — Wiener med. Wochens.

Parker. — On scarlatina. — The American medic. monthly journ.

Frick. — Dropsy and albuminuria. — Eodem loco.

1860.

Barbosa. — Albuminuria no crup e da sua importancia nas affecções diphtheriticas. — Gazeta medica de Lisboa.

Cohen. — Acute desquamative nephritis. — The med. and surg. reporter; Philadelphia.

Clemens. — Uber das Scharlachfieber und dessen Behandlung. — Journal fur
kinderk.

***** — De la importancia de la quimica en las ciencias medicas (sans nom d'auteur). — La Concordia; Valladolid.

Dorsay. — Scarlatina and diphtheria. — The New-York medic. press.

Isaacs. — On chylous or milky urine. — Dublin med. press.

Levick. — Bright's disease of the kidney. — The med and surg. reporter; Philadelphia.

Lorain. — De l'Albuminurie. — Thèse de concours pour l'agrégation; Paris.

Anatomie normale et Physiologie.

Elliot Lindsay. — Remarks on the identity of structure between the kidneys
and epidermoïd glands. — The Dublin quarterly journal, 1838.

Davy (J.). — Observations on the blood after death. — Edinb. med. and surg.
journal, 1839.

Gulliver. — On the softening of coagulated fibrine. — Medico-chir. transact.,
1839.

Rees. — On the proportion of urea in certain diseased fluids. — Guy's hospital
reports, 1840.

Dalrymple. — On the rapid. organisation of fibrin in cachectic subjects. — London med. gaz., 1840.

Vose. — On some vicarious actions of the human body in health and disease. — Edinb. med. and surg. journal, 1841.

Wright. — Physiology and pathology of the saliva. — The Lancet, 1842.

Bowman. — On the structure and use of the Malpighian bodies of the kidney. — Philos. transact., 1842.

Valentin. — Ernährung. — Handwörterbuch der Physiologie, von Rudolph Wagner; 1842.

Chossat. — Recherches expérimentales sur l'inanition. — Paris, 1843.

Gulliver. — Appendix to Gerber's Anatomy, 1844.

Rees. — On the blood. — Gulstonian lectures; London med. gaz., 1844.

Willis (R.). — On the special function of the skin. — Eodem loco, 1844.

Earle (W.). — Influence of the nerves on secretion. — Eodem loco, 1844.

Carpenter. — Principles of human physiology. — Second edit., 1 vol. in-8°; London, 1845.

Gerber.—Handbuch der allgemeinen Anatomie des Menschen und der Haussäuge, thiere mit 7 Tafeln.—In-folio; Bern und Leipzig, 1844.

Addison (W.).—Experimental and practical researches on the structure and function of blood corpuscles. —The actual process of nutrition in the living structure demonstrated by the microscope. —Transact. of the provincial med. and surg. Association, 1843 et 1844.

Polli (Giov.). — Dello stato della fibrina del sangue nelle inflammazioni. — Omodei Annali universali di medicina, 1845.

Beltrami (Ces.). — Della genesi della fibrina. — Eodem loco, 1845.

Mialhe. — Mémoire sur la digestion et l'assimilation des matières albuminoïdes. — Acad. des sciences, 1846.

Bernard et Barreswill. — Sur les voies d'élimination de l'urée après l'extirpation des reins. — Arch. gén. de méd., 1847.

Donders. — Der Stoffwechsel als die quelle der Eigenwärme bei Pflanzen und Thieren. — Wiesbaden, 1847.

Nicolucci. — Sull'intima struttura dei reni. — Il filiatre sebezio; Napoli, 1847.

Patruban. — Beiträge zur Anatomie der menschlichen Niere. — Prager Vierteljahrs., 1847.

Vierordt. — Physik des organischen Stoffwechsels.—Griesinger's Archiv., 1848.

Mulder. — Ueber die chemische Veranderung des Nahrung's Mittel durch Verdauung. — Schleiden und Froriep's neue Notizen, 1848.

Wöhler und Frerichs. — Ueber die Veränderungen, welche organische Stoffe bei ihrem Übergange in den Harn erleiden. — Liebig's Annalen, 1848.

BERNARD. — De l'influence du système nerveux sur la composition des urines. — Acad. des sciences, 1849.

HASSALL. — The microscopic anatomy of the human body in health and disease. — 2 vol. in-8°; London, 1849.

CARUS. — Ueber die malpigischen Korperchen der Niere. — Zeitsch. für wissenschaftlichen Zoologie, 1849.

RAINEY. — On the minute anatomy of the sudoriparous organs. — The Lancet, 1849.

CLÉMENT (d'Alfort). — Analyses du sang faites dans le but d'étudier les fonctions de la respiration et de la circulation. — Acad. des sciences, 1850.

BECQUEREL et RODIER. — Recherches physiologiques sur l'albumine du sang et des divers liquides animaux. — Archives gén. de méd., 1850. — De l'Anémie par diminution de proportion de l'albumine du sang, et des hydropisies qui en sont la conséquence. — Acad. de méd., 1850.

HORN. — Ueber J. Müller's Kapseln in den Nieren, und ihren Zusammenhang mit den Nierenkanälchen. — Med. chir. Zeitung, 1850.

NASSE. — Ueber den Einfluss der Nahrung auf das Blut. — 1 vol. in-8° ; Marburg und Leipzig, 1850.

MIALHE et PRESSAT. — État physiologique de l'albumine dans l'économie. — Acad. des sciences, 1851.

WHARTON (Jones). — On the state of the blood and the blood vessels in inflammation. — Guy's hospital reports, 1851.

CLÉMENT (d'Alfort). — Nouvelles recherches, etc. — Acad. des sciences, 1852.

BIDDER und SCHMIDT. — Die Verdauungssäfte und der Stoffwechsel. Eine physiologische chemische Untersuchung. — 1 vol. in-8°; Mitau und Leipzig, 1852.

HASSALL. — On the developpement of torulæ in the urine, and on the relation of the fungi to albuminous and saccharine urine. — Medico-chirurg. transact., 1853.

BISCHOFF. — Der Harnstoff als Maas des Stoffwechsels. — 1 vol. in-8°; Giessen, 1853.

HANDFIELD (Jones) and SIEVEKING. — A Manual of pathological anatomy. — 1 vol. in-12; London.

MOSLER. — Klinische Untersuchungen über Verhältnisse des Stoffwechsels mit besonderer Berükwictigung einzelner therapeutischer Wege. — Archiv. für gemeinschaftlichen Arbeiten, 1856.

MIALHE. — Chimie appliquée à la physiologie et à la thérapeutique. — 1 vol. in-8°; Paris, 1856.

BECKMANN. — Zur Kenntniss der Niere. — Virchow's Archiv., 1857.

GIGON. — Albuminurie normale chez l'homme et chez les animaux. — Académie des sciences, 1857.

Becquerel. — De la non-existence de l'albumine dans les urines normales, et de l'infidélité de l'action du chloroforme comme réactif de l'albumine. — Acad. des sciences, 1857.

Isaacs. — On the minute anatomy of the kidneys. — Transact. of New-York Academy of medicine.

Marsden. — Vicarious secretion of the urinary constituents from the skin. — The Lancet, 1857.

Beale. — The microscope in its application to practical medicine. — 1 vol. in-8°, 2e édit.; London, 1858.

Inman. — Fibrine in the blood, its significance examined in reference to disease. — The Liverpool medico-chirurg. journal, 1858.

Ringer. — On the connexion between the heat of the body and the excreted amounts of urea, etc. — The Pacific med. and surg. journal; San-Francisco, 1859.

Lussana. — Sulla fibrina del sangue, littera a Giusto Liebig. — Gazzetta medica italiana (Lombardia), 1860.

De Mello. — Physiologia experimental. — Gazeta medica do Porto, 1860.

Chimie.

Nicolas et Gueudeville. — Recherches chimiques et médicales sur le diabète sucré ou phthisurie sucrée. — Annales de chimie, 1802.

Thomson. — Système de chimie, traduit par Riffault. — Paris, 1809.

Nysten. — Recherches de pathologie et de chimie pathologique. — In-8°; Paris, 1811.

Bostock. — Lettres insérées dans le premier mémoire de Bright, 1827.

Prout. — Observations on the application of chemistry to physiology, pathology and practice. — Gulstonian lectures; London med. gaz., 1831.

Dumas et Cahours. — Sur la Nutrition. — Acad. des sc., 1831.

Rees. — On the presence of urea in the blood. — London med. gaz., 1833.

Brett and Bird. — Chemical analysis of the serum and urine in anasarca. — London med. gaz, 1833.

Sandall. — On the tests of albumen in urine. — London med. gaz., 1835.

Williams. — Observ. on the changes produced in the blood in the course of its circulation. — London med. gaz., 1835.

Nysten. — De la présence des principaux matériaux de l'urine dans la matière de certains vomissements et dans l'eau des hydropiques. — Mémoire lu à l'Acad. des sc. en 1810, inséré dans le Journal de chimie médic., 1837.

Vigla. — Étude microscopique de l'urine, éclairée par l'analyse chimique. — L'Expérience, 1837.

Donné. — Recherches microscopiques et chimiques sur l'urine. — Acad. des sc., 1838.

d'Arcet. — De l'inutilité de l'examen des urines sous le point de vue de leur densité. — L'Expérience, 1838.

Le Canu. — Recherches sur l'urine humaine. — Acad. des sc., 1839.

Letellier. — Sur le sang humain. — Acad. des sc., 1839.

Denis. — Essai sur l'application de la chimie à l'étude physiologique du sang de l'homme, etc. — 1 vol. in-8°; Paris, 1838. — Conversion de la fibrine en albumine. — Acad. des sc., 1839.

Bouchardat. — Composition de quelques principes immédiats animaux. — Acad. des sc., 1842.

Cuffer. — De l'Urine dans les maladies. — Thèses de Paris, 1842.

Hélye. — Comment s'assure-t-on qu'il existe de l'urée dans le sang humain ? — Thèses de Paris, 1841.

Liebig. — Die organische Chemie in ihrer Anwendung auf Physiologie und Pathologie Braunschweig, 1842.

Simon (Fr.) — Ueber eiweisshaltigen Harn. — Berlin Centralzeitung, 1842.

Schlossberger. — Der Harngries in den Bellinischen Röhren. — Archiv. für physiol. Heilkunde, 1842.

Rees. — Observations on the blood, etc. — Guy's hospital reports, 1843.

Lehmann. — Ueber Harn. — Schmidt's Journal, 1843.

Thomson. — Chemistry of animal bodies. — 1 vol. in-8°; Edinb., 1843.

Andral. — Essai d'hématologie pathologique. — 1 vol. in-8°; Paris, 1843.

Lenoir-Dufrêne. — Comment reconnaître si l'urine contient de l'albumine? — Thèses de Paris, 1844.

Liebig. — Lettres sur la chimie. — Traduct. de Bichon. In-12; Paris, 1845.

Bird Gold. — On the mode of ascertaining the proportion of solids existing in the urine. — London med. gaz., 1845.

Mulder. — Versuch einer allgemeinen physiologischen Chemie. — Aus dem Holländischen von J. Moleschott. — In-4°; Heidelberg, 1845.

Underwood. — On a newly discovered characteristic of albumen. — The Lancet, 1846.

Brawacki. — Des principales altérations physiques et chimiques de l'urine. — Thèses de Paris, 1847.

Heinrich. — Ueber Faserstoff im Harne. — Schmidt's Jahrbücher, 1847.

Bouchardat et Sandras. — De la digestion des boissons alcooliques, et de leur rôle dans la nutrition. — Ann. de chimie et de phys.*, 1847.

Kesteven. — On the specific gravity of the urine. — London med. gaz., 1848.

Day. — Conversion of protein compounds into fat. — London med. gaz., 1848.

Frick. — On blood in diseases. — The American journ. of medic. sc., 1848.

Strahl und N. Lieberkuhn. — Harnsäure im Blute und einige neue constante Bestandtheile des Urins. — 1 vol.; Berlin, 1848.

Lehmann. — Lehrbuch der physiologischen Chemie. — 1 vol., zweite Auflage. Leipzig, 1850.

Millon. — Analyse élémentaire du chyle et du sang. — Acad. des sc., 1851.

Melsens. — Note sur les matières albuminoïdes. — Acad. roy. de Belgique, 1851.

Schottin. — Ueber die Ausscheidung von Harnstoff durch den Schweiss. — Archiv. für physiol. Heilkunde, 1851.

Liebig. — Nouvelles lettres sur la chimie. Traduct. de Gerhardt. — In-12; Paris, 1852.

Robin et Verdeil. — Traité de chimie anatomique et physiologique, etc. — 3 vol. in-8°; Paris, 1852.

Favre. — Analyse de la sueur. — Acad. des sc., 1852.

Panum. — Neue Beobachtungen über die eiweissartigen Körper. — Virchow Archiv., 1852.

Schottin. — Ueber die chemischen Bestandtheile des Schweisses. — Archiv f. physiol., Heilkunde, 1852.

Sotomayor. — Des altérations de l'urine. — Thèse; Paris, 1852.

Ducom. — Recherches sur les matières albuminoïdes. — Thèse; Paris, 1855.

Gallois. — Essai physiologique sur l'urée et les urates. — Thèse; Paris, 1857.

Dussard. — Recherches sur les albuminoïdes et sur l'urée. — Arch. gén. méd., 1857.

Marcet. — A course of lectures on the chemistry, physiology and pathology of human excrements. — Med. times and gaz., 1858.

Howitz. — On the excretion of chlorine compounds through the urine. — The med. and surg. reporter. — Burlington, 1858.

Gannal. — De l'albumine et de ses diverses espèces. — Thèse; Paris, 1858.

Wurtz. — Sur la présence de l'urée dans le chyle et dans la lymphe. — Acad. des sc., 1859.

Kletsinsky. — Ueber die chemische Konstitution und semeiotische Bedeutung der Harnindigs. — Wiener med. Wochens., 1859.

Auban (C.). — Quimica pathologica. — La España medica (Madrid), 1859.

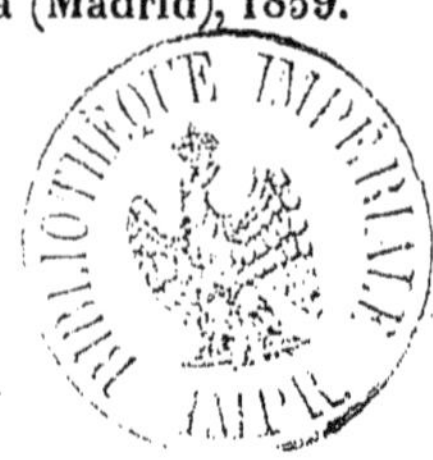

www.ingramcontent.com/pod-product-compliance
Ingram Content Group UK Ltd.
Pitfield, Milton Keynes, MK11 3LW, UK
UKHW021935070726
13614UKWH00001B/453